Deepak Khandelwal
Namita Kalra

Gestão do espaço

Deepak Khandelwal
Namita Kalra

Gestão do espaço

Preservar o máximo de tempo possível

ScienciaScripts

Imprint

Any brand names and product names mentioned in this book are subject to trademark, brand or patent protection and are trademarks or registered trademarks of their respective holders. The use of brand names, product names, common names, trade names, product descriptions etc. even without a particular marking in this work is in no way to be construed to mean that such names may be regarded as unrestricted in respect of trademark and brand protection legislation and could thus be used by anyone.

Cover image: www.ingimage.com

This book is a translation from the original published under ISBN 978-620-2-01361-1.

Publisher:
Sciencia Scripts
is a trademark of
Dodo Books Indian Ocean Ltd. and OmniScriptum S.R.L publishing group

120 High Road, East Finchley, London, N2 9ED, United Kingdom
Str. Armeneasca 28/1, office 1, Chisinau MD-2012, Republic of Moldova, Europe
Printed at: see last page
ISBN: 978-620-7-67701-6

ÍNDICE DE CONTEÚDOS

1. INTRODUÇÃO

A medicina dentária pediátrica tem vindo a mudar cada vez mais de uma abordagem de restauração conservadora para um conceito de cuidados totais do doente pediátrico. Assim, todos os aspectos dos cuidados de saúde oral, incluindo o diagnóstico, a prevenção, a medicina oral, a restauração e a correção da má oclusão, tornaram-se cada vez mais da responsabilidade do dentista pediátrico.[1]

Na procura de cuidados dentários óptimos, o velho ditado "mais vale prevenir do que remediar" é verdadeiro. Para que a abordagem de prevenção seja verdadeiramente eficaz, deve ser aplicada o mais cedo possível, ou seja, ao nível da prevenção primária. Esta diferença fundamental entre prevenção e interceção reside principalmente na questão do momento.[1]

Os procedimentos ortodônticos preventivos destinam-se a eliminar os factores que podem levar a uma má oclusão, ao passo que a ortodontia interceptiva é realizada para evitar que uma potencial má oclusão progrida para uma mais grave. A ortodontia interceptiva pode eliminar ou reduzir a gravidade de uma má oclusão em desenvolvimento, a complexidade do tratamento ortodôntico, o tempo total de tratamento e o custo.[1]

Ortodontia preventiva: Em 1966, Graber definiu a ortodontia preventiva como a ação que visa preservar a integridade do que parece ser uma oclusão normal num determinado momento.

Em 1980, Profit e Ackerman definiram-na como a prevenção de potenciais interferências no desenvolvimento da oclusão.[1]

IMPORTÂNCIA DOS DENTES DECÍDUOS :[2]

PERDA DE ESPAÇO: a perda prematura do dente decíduo levará ao desequilíbrio das forças que mantêm o dente na boca, levando a uma força descontrolada que causa a perda de espaço. Além disso, a orientação do primeiro molar permanente é uma consideração primordial para a dentição decídua.

FALA: Especialmente os dentes anteriores primários têm um papel a desempenhar no desenvolvimento da articulação da fala nas crianças. A perda prematura pode também levar a uma posição anormal da língua.

ESTÉTICA: Uma criança pode sentir-se envergonhada de sorrir ou rir com os seus colegas por causa do abraço.

EFEITO PSICOLÓGICO: a criança pode por vezes ter uma atitude mais retraída devido ao seu aspeto inestético.

MASTIGAÇÃO: pode levar à perda da eficiência mastigatória e, consequentemente, a uma assimilação incorrecta dos alimentos. Assim, a saúde geral é afetada.

ESTIMULAÇÃO DO CRESCIMENTO: a estimulação do crescimento para o desenvolvimento das estruturas dentofaciais estará ausente.

GESTÃO DO ESPAÇO: "Gainforth, em 1955, definiu-a como uma supervisão cuidadosa do desenvolvimento da dentição; reflecte uma compreensão da natureza dinâmica do desenvolvimento oclusal. A gestão do espaço inclui medidas que diagnosticam e previnem/interceptam situações, de modo a orientar o desenvolvimento da dentição e da oclusão". A gestão adequada do espaço na dentição primária e mista pode evitar a perda desnecessária do comprimento da arcada. O diagnóstico e o tratamento dos problemas de espaço requerem uma compreensão da etiologia do apinhamento e do desenvolvimento da dentição para efetuar o tratamento do apinhamento ligeiro, moderado e severo 3

casos.[3]

A dentição decídua desempenha um papel muito importante no crescimento e desenvolvimento da criança, não só em termos de fala, mastigação, aparência e prevenção de maus hábitos, mas também na orientação da erupção dos dentes permanentes. Os molares decíduos são particularmente um elemento vital no desenvolvimento da oclusão e, devido à sua importância, os odontopediatras são obrigados a enfrentar um dilema: extração ou restauração. Quando o tratamento restaurador não é viável e um dente temporário tem de ser extraído, o médico deve ter em conta o risco de perda de espaço e a consequente má oclusão.[2]

Muitos autores descreveram os efeitos da perda prematura dos molares decíduos, incluindo a diminuição do comprimento da arcada, o aumento da sobremordida, o mau posicionamento dentário, a impactação, a assimetria da arcada e as alterações na erupção. Por esta razão, a preservação das arcadas dentárias deve ser um dos principais objectivos da odontopediatria. O segundo molar primário é fundamental para a erupção e posicionamento normal do primeiro molar permanente. A perda precoce deste dente pode criar uma grande discrepância entre o espaço na arcada e o tamanho do dente.[3]

O objetivo desta dissertação bibliográfica é analisar:

1. Os efeitos da perda precoce da dentição decídua.

2. Identificar algumas das variáveis a considerar para o programa de controlo do espaço.

3. Os factores que determinam o planeamento do tratamento e a seleção do aparelho.

4. Alguns dos aparelhos utilizados para preservar a integridade da arcada.

5. O papel do dentista na prevenção e interceção da perda de espaço.

2. ERUPÇÃO DENTÁRIA E CRONOLOGIA

A oclusão é a forma como os dentes maxilares e mandibulares se articulam. Na realidade, a oclusão dentária é uma relação muito mais complexa, pois envolve o estudo dos dentes, da sua morfologia e angulações, dos músculos da mastigação, das estruturas esqueléticas, da articulação temporomandibular e dos movimentos funcionais da mandíbula. O desenvolvimento da oclusão é um processo condicionado genética e ambientalmente que apresenta uma grande quantidade de variações individuais e, consequentemente, para o desenvolvimento de uma oclusão aceitável, é necessária uma coordenação notável de diferentes eventos. A falha num ponto do processo de desenvolvimento pode levar a anomalias que podem ser compensadas por outros processos de desenvolvimento. [2]

Períodos de desenvolvimento oclusal [2]

1. Relação pré-dentária (boca do recém-nascido)

2. A dentição decídua

3. A dentição mista

4. A dentição permanente

Erupção dentária

A palavra erupção é derivada da palavra latina **"Erumpere"** que significa "irromper"[6] . É óbvio que significa movimento axial ou oclusal do dente desde a sua posição de desenvolvimento dentro da mandíbula até à sua posição funcional no plano oclusal. Os movimentos eruptivos começam com o início da formação da raiz muito antes de os dentes serem vistos na cavidade oral. A emergência do dente através da gengiva é apenas o primeiro sinal clínico de erupção. Após a emergência, os dentes erupcionam a uma velocidade máxima para atingir o plano oclusal, continuando a erupcionar a uma velocidade mais lenta para compensar o crescimento da mandíbula e o desgaste oclusal.[6]

<u>Movimentos que levam à erupção dos dentes</u>: [7]

Podem ser divididos em 3 fases.

1) Fase pré-eruptiva

2) Fase pré-funcional / fase eruptiva

3) A fase eruptiva / pós-eruptiva funcional.

I. <u>Fase pré-eruptiva</u>:

Consiste nos movimentos dos germes dentários em desenvolvimento e crescimento no processo alveolar antes da formação da raiz. Durante esta fase, os dentes em crescimento movem-se em várias direcções para manter a sua posição nos maxilares em expansão. No início da fase pré-eruptiva, os brotos sucessivos dos dentes permanentes desenvolvem-se lingualmente em relação aos seus predecessores primários. No final dessa fase, os dentes permanentes anteriores em desenvolvimento estão posicionados lingualmente e próximos ao terço apical dos dentes anteriores primários. Os pré-molares estão localizados sob as raízes dos molares decíduos. Normalmente, o broto do dente permanente não se dirige apicalmente aos dentes decíduos. A erupção ocorre devido ao aumento coincidente da altura dos tecidos de suporte. Os molares permanentes geralmente não têm antecessores. O molar superior desenvolve-se na tuberosidade e a coroa é inclinada distalmente, e os molares inferiores desenvolvem-se nos ramos e são inclinados mesialmente. Todos estes movimentos ocorrem nas criptas das coroas em desenvolvimento e crescimento antes da formação da raiz.[7]

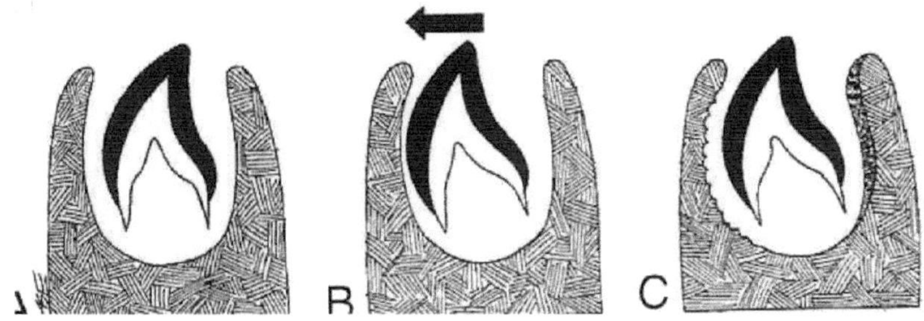

Figura 1 Movimento corporal da coroa durante a fase pré-eruptiva, Tencate

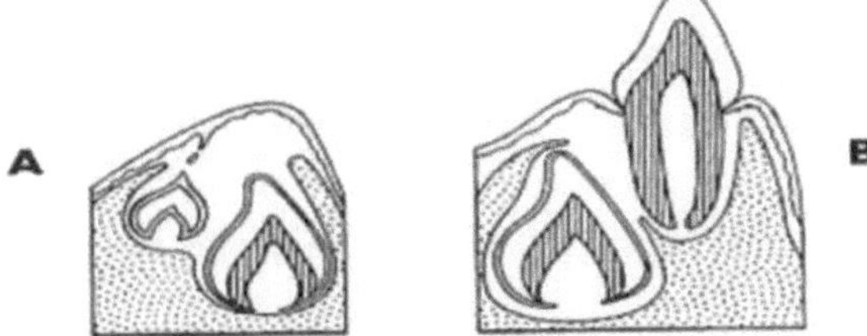

Figura 2 Posição relativa dos dentes incisivos primários e permanentes nos períodos A. pré-eruptivo e B. eruptivo pré-funcional, Tencate

II Fase pré-funcional / eruptiva:[7]

Esta fase começa com o início da formação da raiz e termina quando o dente atinge o contacto oclusal.

Durante esta fase, ocorrem cinco acontecimentos importantes.

A) A fase secretora da amelogénese termina e a mineralização é interrompida.

B)   A bainha epitelial radicular em proliferação e o tecido mesenquimal da papila dentária e do folículo dentário fazem parte da fase intra-óssea.

C)   Estágio supra-ósseo: O epitélio reduzido do esmalte está finamente ligado à mucosa oral para formar uma camada epitelial dupla sobre a coroa em erupção.

D)   Com a degeneração da membrana (dupla camada), o início da erupção clínica ocorre quando a ponta da coroa aparece na cavidade oral. Mas apenas metade ou dois terços das raízes estão formadas.

E)   O movimento oclusal é o resultado de uma erupção ativa.

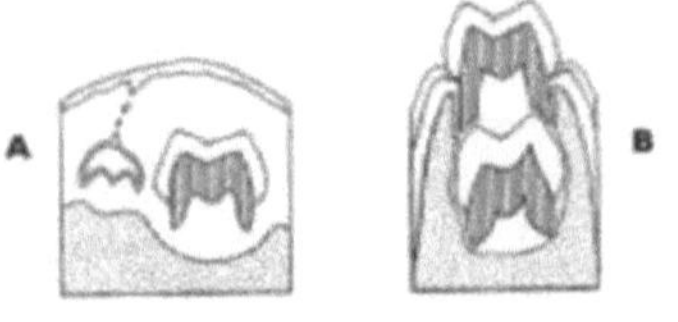

Figura 3 Posição relativa do molar primário e dos dentes permanentes nos períodos A, pré-eruptivo B, eruptivo pré-funcional, Tencate

<u>ALTERAÇÕES NOS TECIDOS</u>:[7],[8]

<u>Nos dentes sobrejacentes</u>:

A alteração do tecido conjuntivo do folículo pericoronário forma um trajeto para o dente em erupção. Este tecido é fortemente infiltrado por monócitos, juntamente com osteoclastos que participam na reabsorção óssea e na formação da via. Os monócitos são atraídos pelo CSF-1 e pelo TGF beta-1. Todo o tecido conjuntivo está degenerado, juntamente com as células sanguíneas e nervosas. Podem ocorrer ligeiras alterações inflamatórias. Existem vias de erupção na região anterior da mandíbula e do maxilar, denominadas forames gubernaculares. No caso dos pré-molares, a reabsorção e a queda dos molares primários formam a via de erupção.

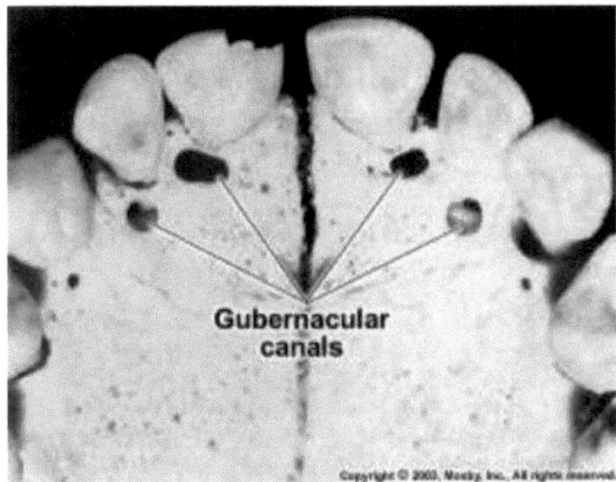

Figura 4 Canal gubernacular, Tencate

O epitélio reduzido do esmalte une-se ao epitélio oral. Migrará oclusal ou incisalmente até atingir a superfície, evitando que a gengiva sangre durante a erupção da coroa. A coroa rompe o epitélio de dupla camada que a reveste e entra na cavidade oral.

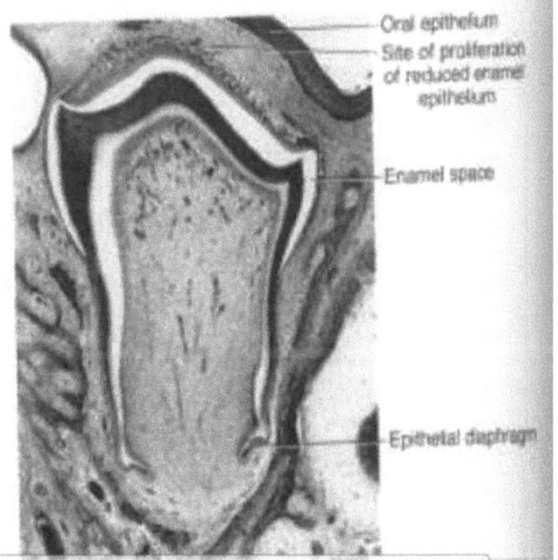

Figura 5 imagem histológica do epitélio oral Tencate

<u>**Tecido à volta dos dentes:**</u>

Com o início dos movimentos eruptivos, as fibras de colagénio tornam-se proeminentes. Ocorre a fixação do ligamento periodontal ao osso e também ocorre a remodelação do osso para acomodar a raiz em crescimento. O osso alveolar aumenta de tamanho.

Tecidos subjacentes aos dentes:

Trabéculas ósseas finas aparecem na área fúndica. Elas compensam a erupção dentária e fornecem algum suporte para os tecidos apicais.

FASE ERUPTIVA FUNCIONAL (PÓS-ERUPTIVA):[7]

A fase eruptiva funcional final começa quando os dentes atingem a oclusão e continua enquanto cada dente permanecer na cavidade oral. O dente ajusta-se ao osso alveolar em crescimento e ao crescimento da mandíbula e permite o alongamento da raiz. As fibras periodontais formam-se em grupos separados na crista alveolar e na superfície alveolar à volta da raiz. O fornecimento nervoso e vascular organiza-se lentamente.

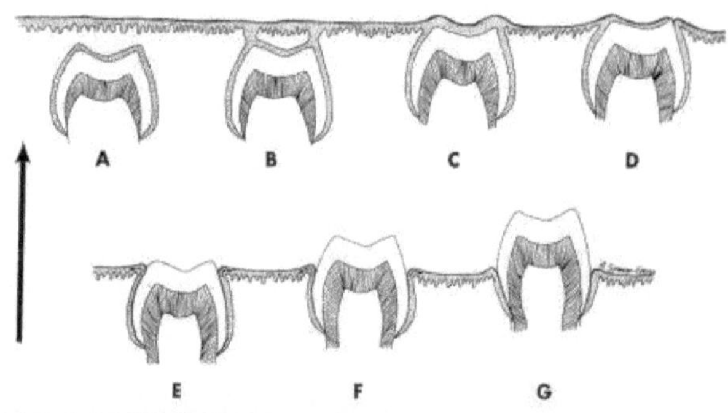

FIG. 6-19 Tooth eruption A, Crown penetrating bone and connective tissue. B, Contact of crown with oral epithelium. C, Fusion of epithelia D, Thinning of epithelia E, Rupture of epithelium. F, Crown emergence G, Occlusal contact.

Figura 6 fases da erupção dentária, Tencate.

Teorias da erupção dentária: [7]

As teorias propostas para a erupção são as seguintes:

1)   Teoria da remodelação óssea

2)   Crescimento da teoria da raiz

3)   Teoria da pressão hidrostática

4)   Tração através do ligamento periodontal

Descamação dos dentes decíduos : [7]

Como a maioria dos mamíferos, os humanos têm dentição dipiodonte. A descamação é a esfoliação dos dentes decíduos causada pela reabsorção fisiológica das suas raízes. Os sucessores permanentes tomam então o seu lugar.

Causas da queda dos dentes decíduos: [7]

1)   Perda da raiz: Pressão exercida pelos dentes permanentes em crescimento e em erupção.

2)   Perda de osso

3)   Aumento da força.

Cronologia da erupção: (WebMD medical reference- Cleveland clinic)

A regra dos "seis/quatro"_Diz que, desde o nascimento, surgem quatro dentes a cada 6 meses de idade.

6 meses = 4 dentes Anteriores (IC superior e inferior).

12 meses = 8 dentes

18 meses = 12 dentes

24 meses = 16 dentes

30 meses = 20 dentes.

Sequência de erupção e momento da dentição permanente: [8]

A transição da dentição decídua para a permanente começa por volta dos 6 anos de idade com a erupção do primeiro molar permanente, seguido pouco depois pelos incisivos permanentes. As fases de erupção são importantes porque são utilizadas para calcular a idade dentária durante os anos de dentição mista. A idade dentária é determinada a partir de 3 características:

1)   Quais são os dentes que já irromperam?

2)   Quantidade de reabsorção da raiz dos dentes decíduos.

3)   Grau de desenvolvimento dos dentes permanentes.

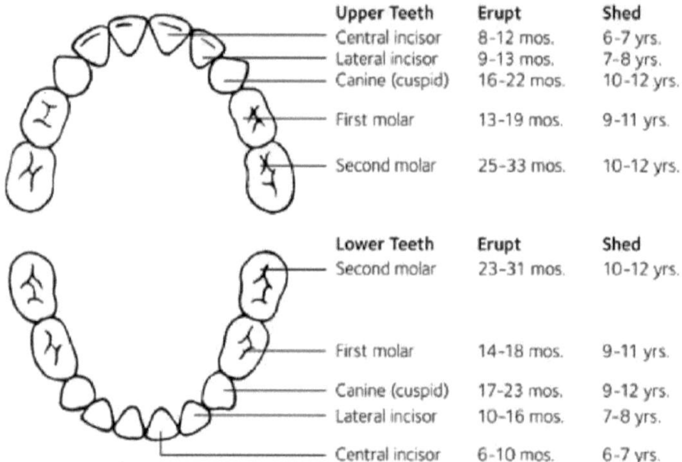

Figura 7: gráfico da erupção e queda dos dentes decíduos, tencate.

IDADE DENTAL [6]

A idade dentária tem sido utilizada durante séculos como parâmetro para expressar a maturidade biológica. É de particular interesse para o pediatra e o ortodontista no planeamento de diferentes tipos de má oclusão em relação ao crescimento maxilofacial. Tem também um grande papel na odontologia forense nas endocrinopatias pediátricas. A idade dentária é estimada através da comparação do estado de desenvolvimento dentário em pessoas de idade desconhecida com estudos de desenvolvimento dentário publicados.

ESTIMATIVA DA IDADE DENTÁRIA[6]

Foram introduzidos diferentes métodos de avaliação da idade dentária.

1.   Número de dentes erupcionados na cavidade oral ou o último dente erupcionado: este método é, no entanto, bastante aproximado, uma vez que as variações individuais na idade de erupção são extensas; factores endógenos e locais podem afetar a erupção dentária.

2.   O estádio de formação dos dentes de cada dente ou de apenas 4-5 dentes seleccionados pode ser registado a partir de uma radiografia, de preferência ortopantamográfica, e a idade correspondente para cada criança. A idade de formação dentária da criança é então obtida através do cálculo da média das estimativas de idade para a fase de formação dentária definida. Os quatro dentes recomendados para este fim:

a.   Do nascimento aos 9 anos: dentes 46, 44, 43, 11

b.   A partir dos 10 anos: dentes 47, 44, 43, 13

No entanto, um dente não pode ser utilizado quando atinge a maturidade completa (fase de fecho do ápice), uma vez que

Já não dá qualquer informação sobre o desenvolvimento. A escolha dos dentes do lado esquerdo ou do lado direito não faz qualquer diferença.

Aos 6 anos de idade dentária: [8]

A sequência de erupção mais comum é a dos primeiros incisivos mandibulares, seguida do 1st molar permanente mandibular e, mais tarde, do primeiro molar permanente maxilar. O início da erupção deste grupo de dentes caracteriza a idade dentária 6.

Na idade dentária 7: Caracteriza-se pela erupção dos incisivos centrais superiores e dos incisivos laterais inferiores, estando a formação da raiz lateral do maxilar bem avançada e os caninos e pré-molares ainda na fase de conclusão da coroa / início da formação da raiz.

Na idade dentária de 8 anos:

Caracteriza-se pela erupção dos incisivos laterais superiores. Após a erupção destes, há um atraso de 2 a 3 anos antes de aparecerem quaisquer dentes permanentes. Como não há erupção de dentes, as idades dentárias 9 e 10 distinguem-se pela extensão da reabsorção do canino e molar primários e pelo desenvolvimento radicular dos dentes sucessivos.

Na idade dentária 9:

Cerca de $1/3^{rd}$ da raiz do canino mandibular e a raiz completa do primeiro pré-molar estão desenvolvidas e o desenvolvimento radicular de todos os outros dentes sucessivos está apenas a começar.

Com 10 anos de idade dentária:

Caracteriza-se por uma maior quantidade de reabsorção radicular na dentição decídua e desenvolvimento radicular (1/2) dos dentes permanentes.

Estes dentes surgem quando a raiz está ¾ desenvolvida, o que é indicado pela conclusão das raízes dos incisivos mandibulares e pela quase conclusão dos laterais maxilares.

Com 11 anos de idade dentária:

É caracterizada pela erupção de outro grupo de dentes, ou seja, o canino mandibular, o primeiro pré-molar e o primeiro pré-molar maxilar. Na mandíbula, o canino erupciona antes do primeiro pré-molar. Na maxila, os pré-molares erupcionam antes do canino. Nesta idade, os únicos dentes decíduos remanescentes são o canino e o segundo molar do maxilar e o segundo molar da mandíbula.

<u>Na idade dentária de 12 anos:</u>

Os restantes dentes sucessivos erupcionam (i.e. canino maxilar e 2nd pré-molares) e os segundos molares permanentes estão quase a erupcionar.

<u>Na idade dentária 13, 14, 15 anos</u>: Caracteriza-se pela conclusão da raiz dos dentes permanentes. Aos 15 anos, o 3rd molar pode aparecer na radiografia e todas as raízes dos outros dentes permanentes devem estar completas.

Tal como todas as outras idades de desenvolvimento, a idade dentária está correlacionada com a idade cronológica - mas a correlação para a idade dentária é uma das mais fracas. Por outras palavras, os dentes irrompem com um grau considerável de variabilidade em relação aos padrões da idade cronológica. Várias variações razoavelmente normais na sequência de erupção têm significado clínico e devem ser reconhecidas.

<u>Estes são:</u>

1)   Erupção do segundo molar à frente do 2nd pré-molar na arcada mandibular (Eles colidem com o espaço e bloqueiam).

2)   Erupção dos caninos antes dos pré-molares na arcada maxilar. Isto é normal na arcada mandibular, mas pode levar a um posicionamento ou deslocamento labial na arcada maxilar.

3)   Assimetria na erupção entre os lados direito e esquerdo. As pequenas variações são normais, mas as grandes indicam um problema.[8]

3. EFEITOS E SEQUELAS DA PERDA DENTÁRIA PREMATURA

EFEITOS DA PERDA PREMATURA DE MOLARES DECÍDUOS NOS SEUS SUCESSORES (PRÉ-MOLARES)

SEQUELAS PROVÁVEIS DA PERDA PREMATURA DE UM DENTE [13]

Antes de discutir as sequelas da perda prematura de um dente individual, temos de discutir quais são as forças naturais que actuam e mantêm a posição dos dentes na cavidade oral.

FORÇAS NATURAIS EXERCIDAS SOBRE OS DENTES :

A dentição foi concebida para funcionar como uma unidade única, retida espacialmente pela soma das forças exercidas sobre cada membro individual. Existem forças distintas, isto é, forças oclusais, musculares e eruptivas que contribuem para o fecho do espaço.

Forças oclusais:

Forças opostas de erupção passiva exercidas por dentes individuais (antagonistas) mantêm uma relação vertical constante (plano de oclusão). Os dentes decíduos assumem uma orientação de 90^0 em relação ao plano oclusal, uma disposição vertical provavelmente responsável, pelo menos em parte, pelo espaçamento fisiológico na dentição decídua. Os dentes permanentes mantêm uma inclinação mesial durante a erupção passiva. O componente anterior da força resultante causa um desvio mesial fisiológico que pode contribuir para o fechamento do espaço, estabelecendo assim um arco contínuo. [13]

Forças musculares :

Os músculos da bochecha, do lábio e da língua podem tender a limitar o movimento vestibular, labial e lingual dos dentes. Estas forças contribuem para a forma da arcada dentária, mantendo o contacto entre os dentes e estabelecendo uma largura intermolar e intercanina relativamente estável.

Forças eruptivas :

À medida que as arcadas continuam a desenvolver-se e os molares permanentes erupcionam, é exercida uma poderosa força mesial. Uma dentição intacta anterior a esta força oferece uma resistência superficial. No entanto, se a continuidade da arcada tiver sido interrompida pela perda de um dente primário ou permanente, o fechamento do espaço é inevitável, resultando na diminuição do comprimento da arcada.

A partir dos 3-6 anos de idade, a força mais poderosa exercida na dentição, especialmente na mandíbula, é dirigida mesialmente e ocorre durante a erupção dos primeiros molares permanentes. Se existirem espaços, esta força é provavelmente responsável pelo seu fecho. Após os 6 anos de idade, há uma tendência contínua de desvio dos dentes, uma vez que os molares permanentes estão em oclusão, uma condição exagerada durante os períodos de erupção ativa. Os molares erupcionam mesialmente e os pré-molares e caninos erupcionam distalmente, se houver espaço. Um incisivo permanente mandibular erupciona mesialmente, guiado em posição pelo dente mesial a ele. Um incisivo permanente maxilar, em direção distal, é auxiliado no alinhamento adequado pelo dente imediatamente distal a ele. A perda destes dentes-guia pode resultar no deslocamento da linha média maxilar na direção do espaço em excesso. [13]

SEQUELAS PROVÁVEIS: Empregando estes princípios de força, quais são as sequelas prováveis, para a perda prematura de um dente individual, se não for providenciada a gestão do espaço são :

Por exemplo, se um segundo molar primário for perdido prematuramente aos 4 anos de idade, quais são as sequelas aos 8 anos de idade?

Na arcada mandibular, o primeiro molar primário manteria uma posição vertical ou desviar-se-ia para distal e o primeiro molar permanente assumiria uma posição mesial e inclinada.

Qualquer movimento distal do molar primário será de pouca consequência. No entanto, a migração mesial do molar permanente que reduz substancialmente o comprimento da arcada é geralmente uma ocorrência indesejável.

Na arcada maxilar, o primeiro molar primário manteria, muito provavelmente, uma postura vertical. O segundo molar primário irromperia no espaço oposto se o contacto oclusal mandibular não fosse mantido. Como a erupção excessiva do segundo molar primário reduz a largura mesiodistal no plano oclusal, a continuidade da arcada maxilar é interrompida. O primeiro molar permanente assume uma posição mesial e o comprimento da arcada será reduzido. O resultado líquido é a diminuição do comprimento da arcada, tanto na maxila como na mandíbula. [14]

1. SEGMENTO BUCAL

2. *Área do primeiro molar primário:*

A perda do primeiro molar decíduo pode ser maxilar, mandibular ou ambos, e unilateral ou bilateral. Como regra geral, deve ser colocado um mantenedor de espaço sempre que um molar decíduo é perdido prematuramente.[13]

De acordo com Raymond C. Thurow, o espaço raramente é afetado pela perda precoce dos primeiros molares decíduos. A maior parte do fechamento do espaço nesses espaços resulta do desvio distal de dentes anteriores apinhados, nos quais não há perda líquida do comprimento da arcada.

Mc Donald afirma que uma posição anormalmente alta da língua, associada a um músculo mental forte, pode ser prejudicial para a oclusão após a perda de um molar primário inferior.[14] O resultado será o colapso da arcada dentária inferior e o desvio distal do segmento anterior. Presença de hábitos orais, como a sucção do polegar ou do dedo, que exercem forças anormais sobre as arcadas dentárias, resultando no colapso da arcada anterior após a extração do primeiro molar inferior.[15] O potencial de perda de espaço quando se perde o primeiro molar decíduo depende das diferentes fases de erupção dos primeiros dentes molares permanentes. Quando o primeiro molar decíduo é extraído antes da erupção ativa dos primeiros molares permanentes, não há obviamente qualquer influência na arcada ou nos dentes do segundo molar decíduo que possa causar perda de espaço. Alguns profissionais preferem medir com precisão e registar a dimensão do espaço e adiar a colocação de um aparelho até encontrarem provas clínicas de que o espaço está a fechar.

O potencial de perda de espaço é grande durante a erupção dos primeiros molares permanentes, uma vez que esta é a altura em que o molar permanente exerce uma forte força eruptiva contra a superfície distal da coroa do segundo molar decíduo. O primeiro molar permanente inferior erupciona diretamente contra a superfície distal da coroa do decíduo e exerce uma forte força eruptiva. Um mantenedor de espaço deve ser colocado nesta altura para evitar que o segundo molar primário seja deslocado para o espaço do primeiro molar primário pelo primeiro molar permanente. Em comparação, a força eruptiva do primeiro molar permanente superior é mais fraca.

O primeiro molar permanente maxilar erupciona normalmente na ala distal e inicia uma rotação para a frente quando as pontas das cúspides atravessam o tecido do local de erupção. O molar permanente entra então em contacto com o segundo molar decíduo num padrão e força eruptivos menos directos. No entanto, no momento do contacto deve existir um mantenedor de espaço para resistir ao potencial de deslocamento mesial do segundo molar decíduo. Assim, a perda de espaço é mais comum com a perda do primeiro molar decíduo mandibular do que com o mesmo dente maxilar. [13]

Se o primeiro molar decíduo for perdido após a erupção do primeiro molar permanente e estiverem em oclusão um com o outro, a perda de espaço ocorrerá devido às forças oclusais e à deslocação mesial. Deve ser sempre colocado um mantenedor de espaço para resistir à deslocação mesial do segundo molar decíduo.[13]

A migração oclusal do primeiro molar superior ocorre na sequência da perda de antagonistas, sendo que estas alterações verticais conduzem à perda de comprimento da arcada e também ao desvio oclusal dos dentes não opostos.[16]

Cuoghi O et al (1998), num estudo, registaram uma perda de espaço na arcada mandibular devido à perda prematura do molar primário inferior. A perda de espaço é maior nos primeiros doze meses e deve-se principalmente ao movimento distal dos caninos e incisivos para distal. Por conseguinte, deve ser administrado um mantenedor de espaço.[17]

Lin Y.T (1998) efectuou um estudo sobre as alterações de espaço após a perda prematura do primeiro molar primário mandibular. O objetivo deste estudo foi avaliar as alterações de espaço após a perda prematura do primeiro molar mandibular primário. Concluiu-se que a mudança de espaço após a erupção do primeiro molar permanente na mandíbula é principalmente o movimento distal da cúspide primária durante o estágio inicial da perda prematura do primeiro molar primário.[18]

Lin Y.T. et al (2007) efectuaram um estudo sobre as alterações de espaço imediatas e aos seis meses após a perda prematura do primeiro molar primário superior. Concluiu-se que a mudança de espaço após a erupção do primeiro molar permanente na maxila é principalmente o movimento distal da cúspide primária durante a fase inicial da perda prematura do primeiro molar primário, a perda de espaço é de 1 mm, mas é compensada pelo aumento do perímetro e da largura da arcada, pelo que nem sempre é necessário um mantenedor de espaço.[19]

3. Área do *segundo molar primário* [13]

A maioria dos princípios, problemas e procedimentos que se aplicam à perda do primeiro molar decíduo também se aplicam quando os segundos molares decíduos são perdidos. O potencial de perda de espaço é ainda maior quando o segundo molar decíduo é perdido, porque eles normalmente servem como um suporte para a erupção do molar permanente. Quando o segundo molar decíduo é extraído antes da erupção dos primeiros molares permanentes, há pouca oportunidade de perda de espaço. A manutenção do espaço não deve ser necessária até que haja uma influência direta no comprimento da arcada ou do arco. Um aparelho deve ser colocado durante a erupção dos molares permanentes e durante um período de tempo considerável, começando logo aos 4 anos e meio de idade e estendendo-se até que os molares estejam em contacto oclusal completo aos 6 ou 7 anos de idade. Quanto mais cedo o dente é perdido, maior é o problema de gestão do espaço devido à influência que estes molares decíduos têm na erupção do primeiro molar permanente.

Os padrões de erupção dos molares permanentes foram discutidos anteriormente na secção do primeiro molar primário. O molar permanente superior erupciona distalmente e depois oscila para a frente para entrar em contacto com o segundo molar decíduo. Se este último estiver ausente no início do processo e não for colocado um aparelho de espaço, é comum que a coroa do primeiro molar permanente superior continue a oscilar mesialmente até entrar em contacto com o primeiro molar decíduo. Haverá perda total de espaço e o primeiro molar permanente ocupará totalmente a posição do segundo molar decíduo. Como isto ocorre no início do processo eruptivo, grande parte da formação da raiz do molar permanente ainda está inacabada e a sua conclusão ocorre nesta posição falsa, pelo que o molar permanente desenvolve uma posição vertical quase normal, bloqueando o segundo pré-molar. Nos casos em que os segundos molares decíduos são extraídos tardiamente na sequência de erupção do primeiro molar permanente, há mais hipóteses de o molar permanente superior assumir uma posição mais "inclinada" no espaço e o encerramento do espaço não é grave.

O primeiro molar permanente inferior depende fortemente da presença da superfície distal da coroa do segundo molar decíduo para orientação eruptiva. Assim, se o dente decíduo for perdido durante a erupção do molar permanente, este último continuará a sua trajetória de erupção mesial, produzindo uma perda de espaço grave e uma posição inclinada. O molar permanente inferior normalmente não ocupará o espaço do molar decíduo tão completamente quanto o molar superior. Em vez disso, o molar inferior inclina-se severamente porque as extremidades da raiz estão colocadas mais distalmente. Por outro lado, as raízes permanentes superiores são inicialmente mesiais, o que explica a diferença na verticalidade do dente face a uma perda de espaço grave.

Se os segundos molares decíduos forem perdidos após a erupção dos primeiros molares permanentes, a perda de espaço ocorrerá mais como resultado das forças de oclusão e da inclinação mesial dos molares, produzindo um desvio mesial. A perda de espaço causada por essas forças oclusais é menos severa em comparação com a perda de espaço causada pela erupção.

<u>SEGMENTO ANTERIOR</u>

1. *<u>Zona canina primária :</u>*

A perda precoce dos caninos decíduos é mais comum devido à erupção dos incisivos laterais do que devido a cáries. Ocasionalmente, as raízes dos caninos decíduos são reabsorvidas e o dente perde-se. A escolha do tratamento pode ser ignorar a perda, remover o canino anterior se estiver presente ou manter o espaço e a integridade da arcada.

Se a perda for unilateral, haverá um desvio da linha média devido à migração do segmento maior do incisivo permanente para o espaço durante o processo de ajuste. A linha média desviar-se-á para o lado da perda de espaço. Os dentes incisivos deslocar-se-ão para a inclinação mais lingual e avançarão o espaço. Este "colapso" pode ser causado por uma mordida fechada, hábito labial ou musculatura oral anormal. Deve ser colocado um mantenedor de espaço para evitar o fecho do espaço e o colapso da arcada. Pode ser necessário tratar um hábito oral ou abrir a mordida fechada para restaurar o espaço ou ambos. [13]

2. *<u>Zona dos incisivos primários:</u>*

Os incisivos decíduos são perdidos prematuramente devido a cáries dentárias graves causadas pelas síndromes da "boca de biberão" ou "biberão de bebé" e por lesões traumáticas em qualquer idade.[13]

Quando a perda de dentes ocorre em idades próximas da esfoliação normal, a manutenção do espaço não é necessária. Tem sido geralmente aceite que os dentes incisivos decíduos se tornarão mais espaçados com o crescimento para acomodar os dentes incisivos permanentes maiores. Assim, considerou-se que o mantenedor de espaço não é necessário para manter o espaço que está a aumentar com o crescimento da mandíbula.[16]

Mas no que diz respeito ao desenvolvimento da fala, à estética e aos traumas sociais da criança, os mantenedores de espaço devem ser dados. [15]

Num estudo sobre o efeito da perda prematura dos incisivos superiores primários na fala, Rieckman G.A. e El Badrawy afirmaram que foi observado um desenvolvimento lento ou alterado da fala em crianças. Se uma criança perdeu um número de dentes muito cedo e está apenas a começar a desenvolver a fala, haverá um problema definitivo, uma vez que muitos sons são produzidos com a língua a tocar o lado lingual dos incisivos superiores. No entanto, se a criança já tiver adquirido a capacidade de falar, a perda de um incisivo não é particularmente importante.

3.   *Zona dos incisivos permanentes:*

A perda de dentes anteriores permanentes requer um tratamento imediato para intercetar as alterações intra-arcos, uma vez que os dentes adjacentes ao espaço começarão a deslocar-se poucos dias após a perda de um dente. Dentro de algumas semanas, vários milímetros de espaço serão perdidos. Um aparelho provisório deve ser construído e colocado dentro de algumas horas após a perda, para evitar o fechamento do espaço. Se já tiver ocorrido perda de espaço, deve ser efectuada uma recuperação e a manutenção subsequente.

Pode ser colocada uma prótese parcial removível ou uma ponte temporária estética, ou outros aparelhos estéticos que serão discutidos posteriormente.

Perdas múltiplas de dentes: [15]

As perdas múltiplas de molares decíduos na dentição decídua ou mista conduzirão invariavelmente a uma mutilação grave da dentição em desenvolvimento, a menos que seja construído um aparelho para manter a relação dos dentes remanescentes e para orientar a erupção dos dentes em desenvolvimento. Mordidas cruzadas na área do primeiro molar permanente ocorrerão devido à perda dos molares decíduos superiores. Verificar-se-á uma redução da função mastigatória. A acumulação de material de placa bacteriana e de resíduos alimentares após a perda da função de limpeza normal resultará num aumento da atividade da cárie dentária e da inflamação gengival.

Por conseguinte, os efeitos da perda prematura de dentes podem ser resumidos da seguinte forma

EFEITOS DA PERDA PREMATURA DE DENTES PRIMÁRIOS.[20,21,22,23,24,25]

1. Encerramento de espaços por deslocação dos dentes.

2. Erupção retardada ou precoce dos dentes sucessores.

3. Inclinação do dente adjacente ao espaço de extração.

4. Criação de um comprimento de arco inadequado.

5. Incentivo a hábitos deletérios.

6. Trauma psicológico.

7. Extrusão e rotação dos dentes opostos.

8. A perda unilateral de dentes pode levar à assimetria da arcada e ao deslocamento da linha média.

9. Os dentes sucessivos podem ficar impactados devido à cripta óssea ou à barreira mucosa.

10. Desenvolvimento e agravamento da má oclusão. Afetar a saúde física, social e psicológica, perturbações da ATM, dores, etc.

A perda prematura dos molares decíduos causa, sem dúvida, alterações permanentes no que respeita ao espaço e às relações sagitais dos molares. Na dentição permanente, as alterações devem-se à deslocação dos dentes e à falta de crescimento, devendo estas alterações ser evitadas sempre que possível.

A perda do primeiro molar primário inferior causou uma redução significativa do espaço na mandíbula, sem alterar as relações sagitais dos molares. Na maxila, a perda dos primeiros molares decíduos causou uma tendência para o apinhamento no segmento posterior.

A perda prematura de ambos os molares decíduos do mesmo lado, na mandíbula, influenciou a oclusão sagital e o espaço num grau muito elevado. Na maxila, não influenciou significativamente nem o espaço nem a oclusão sagital dos molares. Essa mudança da maxila para a mandíbula foi atribuída ao papel desempenhado pela língua como mantenedora de espaço devido à sua posição.[11]

Os caninos primários são mais frequentemente perdidos em casos de apinhamento devido à reabsorção durante a erupção do incisivo lateral permanente. A perda prematura do canino primário é, portanto, uma consequência, e não uma causa do apinhamento.

O efeito da perda prematura de dentes decíduos ou permanentes depende do tipo de dente perdido. Os efeitos são o resultado do desvio, dos processos de crescimento e do desenvolvimento da mordida. O padrão de desvio (direção, magnitude e velocidade do desvio) varia de indivíduo para indivíduo e de tipo de dente para tipo de dente. O crescimento e desenvolvimento e os padrões de desvio dos dentes são intimamente interdependentes.[11]

EFEITOS SOBRE OS PRÉ-MOLARES :

Ocorreu um surto imediato na erupção do pré-molar, independentemente do seu estágio de desenvolvimento e da idade em que o molar decíduo foi extraído. A erupção dos pré-molares foi acelerada na presença de necrose de longa data do dente decíduo, especialmente se acompanhada de perda de osso circundante. Da mesma forma, o aparecimento clínico precoce ocorreu quando a extração do molar decíduo coincidiu com o período mais tardio de desenvolvimento do pré-molar quando este se encontra em erupção ativa. Um surto inicial na erupção do pré-molar seguiu-se à extração muito precoce do molar decíduo, por exemplo, aproximadamente aos quatro anos de idade, antes da formação da coroa. Este surto estabilizou-se e o dente permaneceu estacionário, erupcionando mais tarde do que o seu antímero com um precursor decíduo normalmente reabsorvente.[12]

Em dois casos, a perda prematura do primeiro molar inferior decíduo em raparigas resultou numa impactação do primeiro pré-molar devido à rapidez do desenvolvimento e à emergência precoce do canino permanente. Nos rapazes, a impactação do primeiro pré-molar é menos provável de ocorrer, uma vez que o canino permanente se desenvolve a um ritmo mais lento e emerge mais tarde do que nas raparigas.

A perda do segundo molar inferior decíduo, tanto em rapazes como em raparigas, pode resultar na impactação do segundo pré-molar devido ao desvio mesial do primeiro molar permanente.[12]

De acordo com **Ronnerman,** a percentagem de perda de espaço nos casos de perda prematura de dentes decíduos é de **90%**, o que constitui uma diferença significativa quando comparada com a perda de espaço em **79,7% dos casos** sem perda prematura de dentes decíduos.

De acordo com **Hoffding e Kissing,** havia um apinhamento significativo presente em crianças com perda prematura de dentes decíduos. A percentagem de apinhamento era elevada, **48,5%,** no caso de perda prematura de dentes decíduos, em comparação com apenas **29,1%** sem perda prematura. O apinhamento foi maior na arcada mandibular em comparação com a perda prematura e sem perda prematura. As relações sagitais dos molares são alteradas pela perda precoce dos dentes decíduos.[11,12]

Um estudo longitudinal foi conduzido por **Fanning (1962)** sobre os resultados da extração em diferentes idades na formação e erupção do pré-molar em quatro rapazes e quatro raparigas. A extração unilateral de um molar decíduo, utilizando o seu antímero como controlo, avaliou as alterações na taxa de formação e a velocidade e tempo de erupção do dente sucessor. Não foram observadas alterações na taxa de formação radicular do pré-molar após a extração do seu precursor decíduo.

Sleichter (1963) realizou um estudo de várias centenas de radiografias periapicais de crianças e concluiu que a remoção de um dente decíduo geralmente acelera a erupção do seu sucessor. Certas precauções devem ser observadas para ajudar a garantir uma taxa mais rápida de erupção. Sob certas condições, a perda prematura de um molar decíduo retardará ou até mesmo impedirá a erupção do pré-molar em desenvolvimento. Devem ser utilizados mantenedores de espaço para evitar uma possível impactação do bicúspide; a remoção cirúrgica de tecido mole e, em alguns casos, do osso alveolar pode ser necessária para a erupção do bicúspide. Pode ser necessário um penso cirúrgico para evitar que o osso se reorganize sobre o dente exposto.[12]

Posen (1965) realizou um estudo com sessenta e duas crianças que foram submetidas à extração unilateral de molares decíduos, e concluiu que a erupção dos dentes pré-molares é grandemente afetada pela perda prematura dos molares decíduos. A erupção dos dentes pré-molares é atrasada em crianças que perderam os molares decíduos prematuramente aos quatro e cinco anos de idade. Após os cinco anos de idade, há uma diminuição gradual no atraso da erupção dos pré-molares e um aumento gradual na erupção acelerada até os oito anos de idade. Nas idades de oito, nove e dez anos, a erupção dos pré-molares devido à perda prematura dos molares decíduos é muito acelerada.

Mac Laughlin et al (1967) estudaram 603 crianças de 5 a 10 anos de idade do ensino fundamental, nas quais 417 segundos molares decíduos foram perdidos prematuramente por extração. Nas 503 crianças, 143 segundos pré-molares aparentemente ficaram impactados na idade média de 10 anos e 4 meses. Sessenta e um dos 143 segundos pré-molares impactados diagnosticados irromperam normalmente na idade média de 11 anos e 10 meses. As medidas das arcadas mostraram que, a partir do momento da extração do molar decíduo, houve, primeiramente, uma perda progressiva de espaço como resultado de um desvio mesial do primeiro molar permanente, levando ao ponto de impactação máxima. A partir deste ponto, ocorreu um dos quatro mecanismos, ou seja, o segundo pré-molar permaneceu impactado sem alterar a sua posição, o segundo pré-molar ficou desviado mas permaneceu impactado; o segundo pré-molar ficou desviado e erupcionou ectopicamente; o segundo pré-molar erupcionou em posição normal.

Nos 61 pré-molares impactados que irromperam normalmente, foi mensurável um deslocamento distal definido do primeiro molar permanente. Em alguns casos, até mesmo o segundo molar permanente deslocou-se simultaneamente na mesma direção.[12]

Loevy (1989) estudou o efeito da extração de um molar primário, em diferentes idades do paciente, no desenvolvimento dos pré-molares sucessivos, utilizando como controlo o dente do lado sem extração. A avaliação destes dados demonstra que as condições ambientais, como a extração e a terapia pulpar, podem influenciar a erupção dentária.[4]

A erupção do dente sucessor e sua emergência podem ocorrer precocemente quando o dente decíduo foi extraído ou pulpotomizado, independentemente da maturação do dente sucessor. Embora os fatores ambientais pareçam influenciar o surgimento do dente, eles parecem ter pouca influência na maturação do dente. Nos estudos comparativos em que o antímero é utilizado como controlo, a história de tratamento do dente de controlo deve ser sempre considerada, porque os factores ambientais também podem influenciar o tempo de erupção do antímero. Em casos individuais, nos quais o paciente actua como controlo, a erupção dentária após a extração pode ser acelerada. No entanto, cada caso deve ser analisado individualmente para determinar o tratamento do espaço deixado pelo dente perdido.[4]

4. ENCERRAMENTO DE ESPAÇOS APÓS PERDA PREMATURA DE DENTES

Incidência de encerramento:

Os espaços de molares decíduos maxilares apresentam a incidência mais elevada e mais precoce de encerramento do que os espaços de extração mandibulares.

Seipel (1946) relatou 87% de fechamento para espaços presentes há mais de 14 meses. Weber (1949), após observar 51 crianças, afirmou que 97% dos espaços de extração fecharam após a extração prematura de um ou mais molares decíduos. De acordo com Seipel (1949), a perda precoce da cúspide primária pode resultar no fechamento do espaço. Quanto mais cedo o dente for perdido, maior a probabilidade de perda de espaço subsequente.

Davey (1967), num estudo com 46 crianças, sobre os efeitos da perda prematura de dentes decíduos e a posição ântero-posterior de outros dentes no mesmo quadrante, observou que ocorria um desvio dentário significativo e perda de espaço na arcada após a remoção dos segundos molares decíduos em qualquer altura, desde a erupção dos primeiros molares permanentes até um ano antes da esfoliação normal.

McLaughlin et al, em 1967, num estudo com 503 crianças do ensino básico, mostraram que, após a extração de 2nd molares decíduos, havia uma perda progressiva de espaço.[20,21,22]

David G. Owen (1971), numa pesquisa bibliográfica sobre a incidência e a natureza do encerramento de espaços após a extração prematura de dentes decíduos, mostrou que a incidência de encerramento aumenta com o tempo decorrido desde a extração prematura. Pelo menos 96% dos espaços de extração prematura presentes há mais de 12 meses apresentam algum encerramento, sendo que os espaços dos molares decíduos superiores apresentam a incidência mais elevada e mais precoce de encerramentos, enquanto alguns espaços de extração inferiores não apresentam qualquer encerramento.[9]

Taxa e montante do encerramento

Existe uma relação entre a taxa e a quantidade de encerramento dos espaços de extração.

a) Taxa de encerramento:

Estudos sobre a taxa de encerramento indicam que os espaços maxilares têm uma taxa de encerramento mais elevada do que os espaços de extração mandibulares.

Quanto mais jovem for o doente, maior é a perda de espaço. Perde-se o máximo de espaço durante os primeiros 6 meses após a extração e a perda mais imediata ocorre no espaço de 76 horas.

Breakspear demonstrou que os espaços dos segundos molares decíduos superiores têm uma taxa média de encerramento substancialmente maior do que qualquer outro espaço de extração prematura.

Segundo a Breakspear :

A perda de espaço após a perda de 1st molar maxilar é de **0,8 mm**

Perda de espaço após a perda de 1st molar mandibular é de **0,9 mm**

Perda de espaço após a perda de 2nd molar maxilar é de **2,2 mm**

Perda de espaço após a perda de 2nd molar mandibular é de **1,7 mm**

De acordo com Clinch e Healy :

A perda de espaço antes da erupção do molar permanente é de **6,1 mm**

A perda de espaço após a erupção do molar permanente é de **3,7 mm**

Hinrichsen (1962) afirma que a taxa de perda de espaço após 2nd molares decíduos é 8 vezes maior do que 1st molar decíduo.

Davey (1967) observou que a maior perda média de espaço ocorre na maxila quando os segundos molares decíduos são extraídos antes da erupção dos primeiros molares permanentes.

Seipel, Breakspear e Seward verificaram que o encerramento do espaço maxilar é bastante constante, com uma ligeira tendência para a taxa de encerramento abrandar após o primeiro ano.[9]

	Maxila	Mandíbula
Seipel (1946)	D:1,3 mm/ano	D:1,0 mm/ano
Breakspear (19511)	D:0,8 mm/ano	D: 0,9 mm/ano
	E: 2,0 mm/ano	E:1,6 mm/ano

Richardson (1965), maxila e mandíbula combinadas

Primeiros 6 meses	: 1,35 mm
Segundo 6 meses	: 0,86 mm
Terceiro 6 meses	: 0,77 mm
Quarto 6 meses	: 0,59 mm

b) <u>MONTANTE DO ENCERRAMENTO</u>

Os espaços maxilares fecharam mais rapidamente do que os espaços mandibulares.

Breakspear, Clinch e Healy observaram que os espaços D e E combinados no mesmo quadrante pareciam fechar menos do que o espaço E sozinho.

F.S. Seward (1965) não encontrou qualquer diferença entre espaços de extração simples e múltiplos no mesmo quadrante,

Seipel (1946) encontrou um fecho de 1,8 mm na maxila e de 1,7 mm na

mandíbula, após extração prematura de 1st molares decíduos.[9]

Breakspear (1951) observou a seguinte quantidade de encerramento

	Maxila		Mandíbula	
	D	E	D	E
Primeiro ano	1,3 mm	2,8 mm	1,8 mm	2,4 mm
Segundo ano	1,8 mm	4,5 mm	2,7 mm	3,1 mm
Terceiro ano	3,2 mm	8,0 mm	3,3 mm	4,5 mm

Seward F.S. (1965) observou uma perda de espaço que variava de 2,0 a 7,3 mm na maxila.

Davey (1967) afirmou que, numa determinada unidade de tempo, os espaços dos segundos molares decíduos superiores mostraram a maior quantidade de fechamento, seguidos pelos espaços dos segundos molares decíduos inferiores. Enquanto os espaços dos primeiros molares decíduos superiores e inferiores mostraram quantidades quase iguais de fechamento.

A maior perda média de espaço ocorreu nos pacientes em que os segundos molares decíduos foram perdidos antes da erupção dos primeiros molares permanentes (6,12 ± 0,5 mm). Nesses casos, o desvio mesial do primeiro molar permanente foi responsável por 3,8 ± mm do espaço total perdido. O menor espaço médio perdido devido ao desvio total mesial e distal dos dentes foi de 2,30 ± 0,66 mm, para os pacientes nos quais a perda prematura ocorreu menos de 1 ano antes da esfoliação normal.[9]

<u>Direção do fecho:</u>

Os espaços de extração prematura podem fechar por movimento mesial dos dentes distais ao espaço ou movimento distal dos dentes mesiais a ele ou ambos.

Seward F.S. (1965) observou que, na maxila, todos os espaços de extração, exceto um em 12, foram fechados pela migração mesial dos dentes distais ao espaço de extração. Na mandíbula, todas as perdas de espaço superiores a 2 mm foram provocadas principalmente por um movimento distal dos dentes mesiais ao espaço 9.[9]

Davey (1967) demonstrou que a perda de espaço num quadrante do maxilar superior resultava da migração mesial de 1st molares permanentes e do movimento distal dos dentes anteriores ao espaço de extração.

McLaughlin et al (1967) mostraram que o fecho do espaço após a extração de 2nd molares decíduos se deve ao desvio mesial do primeiro molar permanente.

David G. Owen (1967), numa pesquisa bibliográfica, observou que existe um consenso total entre os investigadores clínicos de que os espaços de extração maxilar precoce fecham predominantemente por movimento mesial dos dentes posteriores ao espaço de extração. Por outro lado, os espaços mandibulares fecham predominantemente por movimento distal dos dentes anteriores ao espaço de extração.[9]

4. DIAGNÓSTICO E PLANO DE TRATAMENTO

<u>**AUXILIARES DE DIAGNÓSTICO ESSENCIAIS:**</u>[15]

São meios auxiliares de diagnóstico considerados muito importantes para todos os casos, são simples e não requerem equipamento dispendioso. Seguem-se os meios auxiliares de diagnóstico essenciais.

1. História do caso

2. Exame clínico

3. Modelos de estudo

4. Certas radiografias

a) radiografia periapical

b) asa dentada

c) panorâmica

História do caso:

A anamnese envolve a obtenção e o registo de informações relevantes do doente e dos pais para ajudar no diagnóstico global do caso. A idade cronológica do doente deve ser registada. A consideração da idade ajuda no diagnóstico, bem como no planeamento do tratamento. Há certas condições transitórias que ocorrem durante o desenvolvimento e que são consideradas normais para essa idade. Assim, o conhecimento da idade ajuda a identificar e a antecipar estas condições. Para além disso, existem certas modalidades de tratamento que são melhor executadas durante a idade de crescimento.[15]

Exame clínico:[27]

Avaliação da dentição:

O sistema dentário é examinado e os seguintes pormenores são registados:

a) Dentes presentes na cavidade oral

b) Dentes não erupcionados

c) Falta de dentes

d) Estado da dentição, ou seja, dos dentes que erupcionaram e dos dentes não erupcionados.

e) Presença de cáries, restaurações, malformações, hipoplasia, desgaste e descoloração.

f) Pede-se ao doente que feche os maxilares em oclusão cêntrica e determina-se a relação molar.

Esta é descrita como classe I, II ou III de Angle.

g)   São registados o overjet e o overbite, que representam a sobreposição horizontal e vertical dos dentes superiores e inferiores

h)   As arcadas superior e inferior são examinadas individualmente para estudar a sua forma e simetria. As formas das arcadas podem ser normais, estreitas (em forma de V) ou quadradas·

Modelos de estudo:[27]

Os modelos de estudo ortodônticos são reproduções exactas em gesso dos dentes e dos tecidos moles circundantes. A utilização de modelos de estudo inclui:

1.   Permitem o estudo da oclusão sob todos os aspectos.

2.   Permitem efetuar medições precisas numa arcada dentária. Ajudam a medir o comprimento da arcada, a largura da arcada e o tamanho dos dentes.

3.   Ajudam na avaliação do processo de tratamento pelo dentista e pelo doente.

4.   Ajudam a avaliar a natureza e a gravidade da má oclusão.

5.   São úteis para motivar o doente e para explicar ao doente e aos pais o plano de tratamento, bem como os progressos efectuados.

6.   Permite simular procedimentos de tratamento no molde, como uma cirurgia simulada.

7.   Os modelos de estudo são úteis para transferir registos no caso de o doente ter de ser tratado por outro médico.

Radiografia:[15]

Quando um novo paciente é atendido no consultório dentário e não existem radiografias anteriores disponíveis, pode ser necessário obter uma série de radiografias de base. Mais uma vez, nunca é demais sublinhar que a decisão de efetuar um exame radiográfico se baseia nos critérios previamente delineados. Estes exames incluem o seguinte.

Série de quatro filmes. Esta série é composta por uma oclusal anterior maxilar e mandibular e duas bitewings posteriores.

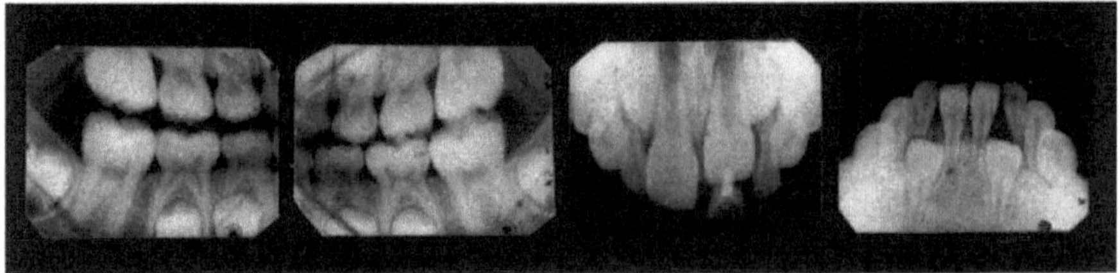

Levantamento com oito películas. Este levantamento inclui uma oclusal (ou periapicais) anterior maxilar e mandibular, uma oclusal (ou periapicais) posterior maxilar direita e esquerda, periapicais do molar mandibular primário direito e esquerdo e duas mordidas posteriores.

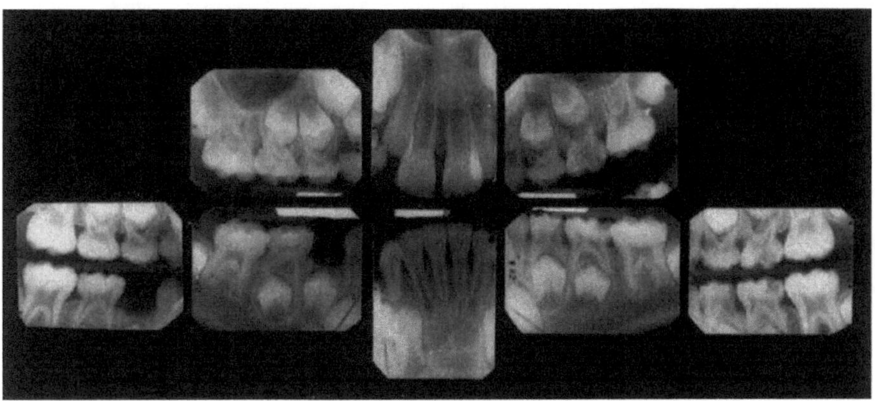

Levantamento de doze películas. Este exame inclui quatro radiografias periapicais de molares-premolares primários, quatro radiografias periapicais de caninos, duas radiografias periapicais de incisivos e duas radiografias posteriores de mordidas.

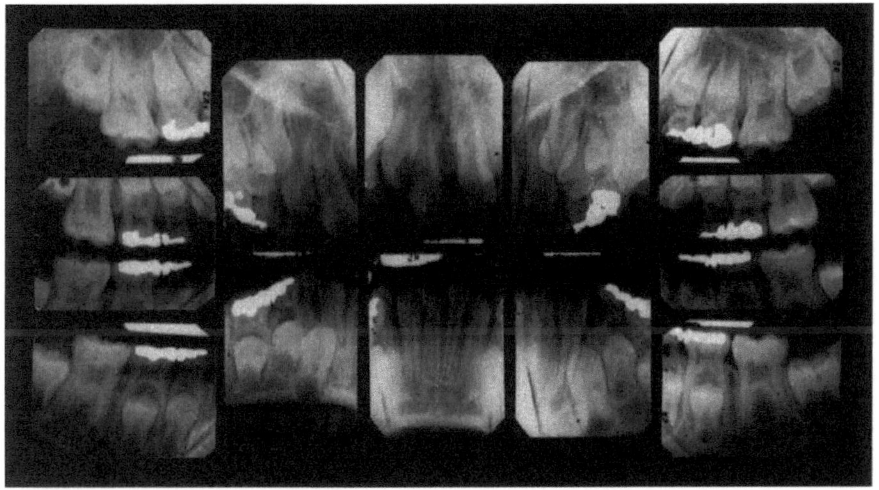

Levantamento com dezasseis películas. Este exame consiste no levantamento de 12 películas e na adição de 4 radiografias de molares permanentes.

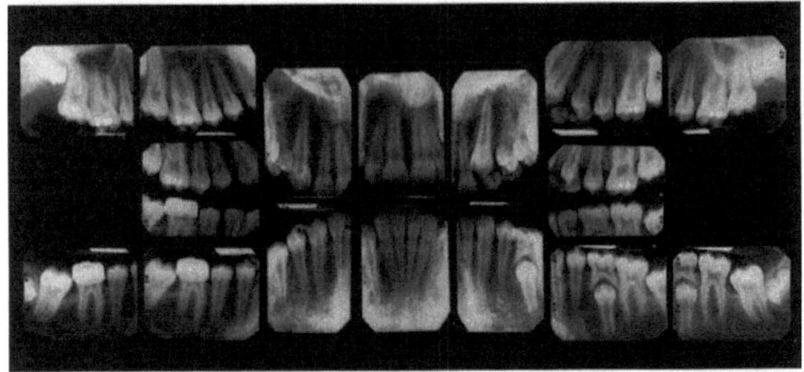

A análise que se segue seria necessária para um diagnóstico adequado, bem como para o planeamento do tratamento.

ANÁLISE DO ESPAÇO

A análise do espaço é efectuada na dentição mista para prever a quantidade de espaço disponível para os dentes permanentes não irrompidos.[27]

Existem vários métodos diferentes de análise espacial; no entanto, todas as análises espaciais têm duas características em comum.

1. Os primeiros molares permanentes e os incisivos inferiores devem estar erupcionados para que se possa efetuar a análise.

2. Os incisivos mandibulares (por vezes para além de outras medidas) são utilizados para prever o tamanho dos caninos e pré-molares não irrompidos.

Existem três abordagens básicas para estimar o tamanho dos dentes permanentes não irrompidos.

1.   Medição de dentes em radiografias.

2.   Estimativa a partir de tabelas de probabilidades.

3.   Combinação de radiografias e métodos de tabelas de previsão.

Vários tipos de análise espacial da dentição mista.

1.   Método Nance.[27]

2.   Análise da dentição mista de Moyer.[28]

3.   Análise de Tanaka-Johnston.[27,30]

4.   Análise modificada do pai Hixon-Old.[27,30]

5.   Análise Staley-Kerber.[27,31]

<u>**ANÁLISE DA IDADE DENTÁRIA**</u>

A previsão do aparecimento dos dentes na cavidade oral não só ajuda a dar o tratamento, como também ajuda a planear o tipo de tratamento para casos particulares. Utilizando informações derivadas de estudos longitudinais, o clínico pode tentar guiar os dentes para uma oclusão favorável e prever com maior precisão eventos importantes no desenvolvimento da dentição. Alguns dos factores que ajudam a prever a emergência do dente com base na formação da raiz são os seguintes (Moorres et al).

1) Os dentes emergem na cavidade oral quando ¾ das suas raízes estão formadas.

2) O canino leva 2 ½ anos para passar de (1/4- ½) e ½ ano para passar de (½- ¾) de formação de raiz.

3) Pré-molar - Demora 1 ¾ ano a passar da formação de ¼ a ½ raiz

É necessário 1 ½ ano para passar de ½ a ¾ de formação de raízes.

Hurme, em 1949, apresentou um método de previsão da idade dentária através da emergência dos dentes. Foi o único gráfico que indicou a variabilidade e as diferenças entre os sexos. Indicou que os dentes das raparigas irrompem 5 meses mais cedo do que os dos rapazes. O canino mandibular apresenta a maior diferença entre os sexos, enquanto os primeiros molares superiores apresentam a menor diferença. O segundo pré-molar inferior é o mais variável e os incisivos centrais inferiores são os menos variáveis. O gráfico apresenta a avaliação da idade dentária através do aparecimento dos dentes por ± 1 desvio padrão.

Em 1978, Moorress publicou um novo conjunto de normas para o surgimento dos dentes: a idade média para o surgimento dos dentes permanentes maxilares e mandibulares foi indicada em linhas horizontais, juntamente com os limites de 1 e 2 desvios-padrão. As linhas oblíquas indicavam o intervalo de tempo médio entre o aparecimento de dentes sucessivos e também a ordem de aparecimento dos dentes maxilares e mandibulares. O cálculo da idade dentária é efectuado traçando uma linha vertical que representa a idade cronológica da escala superior para a escala inferior. Esta é comparada com a idade cronológica para determinar se o aparecimento foi tardio ou precoce e em que medida.

Outro conjunto de gráficos foi utilizado com base no número de dentes visíveis na cavidade oral num determinado momento. Este método foi designado por método da função escalonada. Através deste método, as idades medianas de obtenção foram avaliadas em função do número de dentes presentes. Foi determinado separadamente para 12 dentes emergentes precoces (Incisivos, primeiros molares) e 16 dentes emergentes tardios (Caninos, pré-molares, segundos molares) numa escala logarítmica.

Em 1962, Moorress et al. publicaram tabelas para a avaliação da idade dentária através da formação dos dentes. Esses gráficos eram baseados nos estágios de formação radicular de dentes sucessivos. Os gráficos tinham escalas de idade dentária e correlacionavam os estágios de formação radicular na forma de linhas horizontais. Depois de aceder graficamente ao estádio de formação radicular, o rádio é correlacionado com o gráfico para aceder ao grau de desvio em relação ao normal. Assim, o tempo de emergência é acedido deduzindo ou adicionando a diferença obtida a partir dos gráficos. Uma variação deste gráfico é a inclusão do 2nd molar também nos gráficos de avaliação.

Nolla dividiu arbitrariamente o desenvolvimento de cada dente em dez fases. Com base nesses estágios e co-relacionando-os com os gráficos, pode-se prever o surgimento de cada dente. Comparando os desvios do paciente individual em relação ao padrão normal, podem ser feitas estimativas grosseiras do tempo para perfurar a crista alveolar e atingir o contacto oclusal.

Regra de Wain Right: **Baseia-se** apenas nos dados do doente. Por isso, é mais rápida, mais precisa e mais prática. Neste caso, é utilizada uma radiografia para avaliar o rácio coroa/raiz dos dentes cuja erupção deve ser prevista. Em seguida, a radiografia é sobreposta a uma guia de Wain Right e o valor estimado da relação raiz-coroa é determinado, sendo o valor comparado com a tabela.

<u>Variáveis que influenciam o programa de controlo espacial</u>:

1. Musculatura e hábitos orais

2. Tempo decorrido desde a extração

3. Idade dentária, padrão de erupção e cobertura óssea

4. Espaço disponível

5. Interdigitação

6. Anomalias

As variáveis mencionadas são as principais preocupações quando se trata de preservar a integridade da arcada dentária. Não é oferecida nenhuma receita para a sua aplicação na dentição em desenvolvimento. Pelo contrário, elas devem ser consideradas independentemente antes ou imediatamente após as extracções na dentição decídua e na dentição mista inicial. Só depois de os considerar, é que se pode instituir um diagnóstico da necessidade de controlo de espaço. A atitude de "vamos esperar e ver se fecha" é inaceitável na maioria das condições. Trata-se de negligência supervisionada. Muitas vezes, significa um tratamento futuro desnecessário para o doente. Além disso, as condições mudam e a reavaliação é uma parte integrante dos programas de controlo do espaço.

<u>**PLANEAMENTO DO TRATAMENTO**</u>[2] [6,3][3]

Antes do tratamento com mantenedores de espaço, são necessários vários passos de diagnóstico.

1)   Uma história clínica completa e exacta e um exame para avaliar a saúde geral e dentária do paciente.

2)   Deve ser feito um levantamento radiográfico de toda a boca ou uma radiografia panorâmica para mostrar a presença de dentes supranumerários, dentes em falta congénita ou qualquer patologia que deva ser tratada antes de se considerar o aparelho. Além disso, pode ser necessário efetuar um cefalograma e uma análise adequada se houver suspeita de uma má oclusão esquelética.

3)   Um bom conjunto de modelos de diagnóstico é importante para o diagnóstico da análise do comprimento da arcada dentária (Moyer's). O resultado da análise mostrará se o aparelho é indicado ou não para aquele paciente em particular.

As variáveis que afectam o programa de manutenção do espaço, tal como discutido anteriormente, também devem ser consideradas quando se opta por uma terapia de manutenção do espaço. Como Graber salientou, quando um dente decíduo é perdido antes do tempo, devemos perguntar-nos: [26]

1)   O equilíbrio foi perturbado?

2)   A natureza adaptar-se-á a esta mudança de forma favorável ou desfavorável?

3)   A perda de dente(s) é suscetível de estimular uma função muscular / hábitos anormais?

4)   Será a oclusão, através da ação do plano inclinado dos dentes opostos, suficiente para evitar a migração para a área edêntula?

5)   Se já existir uma má oclusão, esta terá algum efeito no espaço criado pela perda de um dente decíduo?

6)   Como é que a perda de um dente decíduo afecta o tempo de erupção do dente permanente?

7)   Se for necessário colocar um mantenedor de espaço, que tipo de mantenedor deve ser colocado?

Leivesley afirmou que, para avaliar a adequação do comprimento da arcada, deve-se obter o tamanho previsto dos pré-molares e medir o espaço disponível para eles na arcada. Esse espaço deve ser reavaliado em intervalos de três meses e, se estiver diminuindo, podem ser colocados mantenedores de espaço, de preferência fixos.

Se um dente primário, especialmente o posterior, estiver em falta, se houver um atraso superior a 6 meses antes da erupção do dente permanente e se houver espaço adequado (ou porque não há perda de espaço ou porque o espaço foi recuperado), então é necessária a manutenção do espaço. Embora isto possa ser feito com aparelhos fixos ou removíveis, os aparelhos fixos são preferidos na maioria das situações porque eliminam o fator de cooperação do paciente.

Profit descreveu o planeamento do tratamento da seguinte forma: [27]

I. Dentes decíduos em falta com manutenção de espaço adequado:

Se faltar um primeiro ou segundo molar primário, se houver um atraso superior a 6 meses antes da erupção do pré-molar permanente e se houver espaço adequado (quer porque não houve perda de espaço, quer porque o espaço foi recuperado), então a manutenção do espaço é unilateral, podendo ser gerida por um aparelho fixo unilateral. Se os molares de ambos os lados tiverem sido perdidos e os incisivos laterais tiverem irrompido, geralmente é melhor colocar um arco lingual em vez de dois aparelhos unilaterais. A perda precoce de um único canino primário na dentição mista requer a manutenção do espaço ou a extração do dente contra-lateral para eliminar as alterações da linha média e o desenvolvimento de assimetria da arcada. Se o canino contra-lateral for extraído, um mantenedor de espaço da arcada lingual pode ainda ser necessário para evitar o movimento lingual dos incisivos.

II. Perda de espaço localizada (3 mm ou menos)

Recuperação de espaço:

Os potenciais problemas de espaço podem ser criados pela deriva de incisivos ou molares permanentes, após a extração prematura de caninos ou molares primários. Em crianças que satisfazem os critérios para problemas moderados, ou seja, sem envolvimento esquelético ou dentofacial, o espaço perdido pode ser recuperado através do reposicionamento dos dentes que se desviaram. Em seguida, é necessário um mantenedor de espaço para evitar mais desvios e perda de espaço até que os dentes sucessivos tenham irrompido. Um mantenedor de espaço por si só não é um tratamento adequado para uma deficiência de espaço.

A recuperação de espaço é mais provável de ser necessária quando os segundos molares superiores ou inferiores primários foram perdidos prematuramente devido a cárie ou, raramente, devido à erupção ectópica do primeiro molar permanente. O primeiro molar permanente geralmente migra para mesial muito rapidamente quando o segundo molar primário foi perdido e, no caso extremo, pode fechar totalmente o local de extração do segundo molar primário. Se o segundo molar primário tiver sido perdido prematuramente num único quadrante, podem ser recuperados até 3 mm de espaço inclinando o molar para trás distalmente. Se a perda de espaço for bilateral, o limite de recuperação de espaço é de cerca de 4 mm para a arcada total, ou 2 mm por quadrante.

Dependendo da análise espacial, a linha de tratamento e o seu prognóstico na gestão espacial da dentição mista foram bem discutidos por Louis A. Norton, Nann A. Wickwire e Mitton Gellin

(1975). Afirmaram que a determinação da natureza e do momento do tratamento durante o período da dentição mista pode envolver problemas de diagnóstico complexos. A avaliação do perfil do paciente é importante para determinar o seu padrão de crescimento facial. Os erros na sequência da erupção dentária e as aberrações no desenvolvimento devem complicar a gestão do espaço. A análise do espaço baseia-se no pressuposto de que não existem padrões de crescimento desarmónicos, que haverá um crescimento mínimo dos maxilares na área de erupção dentária e que os maxilares corretamente relacionados continuarão a crescer normalmente. Um método de registo dos resultados é apresentado na figura seguinte. Normalmente, os aparelhos concebidos para recuperar espaço não são muito complexos e o prognóstico é bom. O momento do tratamento está relacionado com o facto de a perda de espaço ser estática ou progressiva. A recuperação precoce do espaço tem o problema de manter a posição do 2nd molar permanente em desenvolvimento. Para criar espaço na dimensão sagital, o tratamento é iniciado em conjunto com a esfoliação dos dentes posteriores primários. O facto de o tratamento ser iniciado para criar espaço na dimensão transversal depende do grau de envolvimento esquelético e da existência ou não de uma oclusão funcional. Se uma discrepância de espaço exceder 5 mm e for sobreposta a um apinhamento ou protrusão severos, é normalmente necessário extrair dentes permanentes para obter uma boa oclusão.[27]

<u>SELECÇÃO DE APARELHOS</u> [21,34,35]

Existem alguns factores que determinam a seleção de um aparelho de manutenção do espaço. Temos de considerar esses factores antes de nomear o aparelho específico como fixo ou removível. Muitas vezes, podem ser utilizados dois tipos de aparelhos para realizar a tarefa.

<u>Cooperação dos doentes:</u>

É necessária uma maior cooperação do paciente com o aparelho removível. Ao contrário dos pacientes com aparelhos fixos, os utilizadores de aparelhos removíveis devem usar o aparelho durante o tempo determinado. A maior parte dos dentistas experimenta a situação em que o paciente chega com o seu aparelho na mão, que foi retirado há algum tempo. Nesta altura já se perdeu algum espaço e é necessário reavaliar o espaço. Muitas vezes, o mantenedor de espaço pode ser substituído por um novo aparelho. Assim, a cooperação do paciente é um fator chave na seleção de um aparelho.

<u>Integridade do aparelho:</u>

Ao considerar o desgaste a longo prazo, deve ser considerada a frequência com que os aparelhos se partem ou se perdem. Todos os tipos de aparelhos se partem. Um exame cuidadoso dos aparelhos revela frequentemente falhas inerentes à sua construção.

Falhas no revestimento de um fio com solda, restos de fluxo e fios diluídos pelo polimento são alguns dos problemas técnicos frequentemente observados.

Os aparelhos removíveis mandibulares têm uma maior incidência de fratura do que outros tipos de aparelhos. Geralmente, a integridade do aparelho é maior com aparelhos fixos.

<u>Manutenção</u>:

Com o uso normal, os grampos ou os aparelhos acrílicos ou removíveis podem necessitar de pequenos ajustes. O cimento nas áreas dos pilares dos aparelhos fixos desintegra-se frequentemente com o tempo e as bandas soltas conduzem à descalcificação do esmalte subjacente devido ao alojamento de alimentos e à produção de ácido. Assim, a remoção periódica do aparelho, a verificação da descalcificação, o polimento do dente e a cimentação são necessários para os aparelhos fixos. O período de tempo durante o qual o aparelho é necessário e a manutenção projectada devem ser considerados ao selecionar o aparelho.

<u>Modificabilidade</u>:

Se um dente sucessor erupcionar desalinhado, o fio de um aparelho fixo pode ser difícil de ajustar. Por outro lado, se tiver sido utilizado um aparelho removível, o recorte do acrílico pode permitir o alinhamento correto. As situações dinâmicas individuais devem ser consideradas. Antecipar futuras modificações devido ao desenvolvimento oclusal pode reduzir o número de aparelhos necessários e influenciar a seleção do aparelho.

<u>Limitações</u>:

Um aparelho de banda e alça aos sete anos de idade pode ser suficiente para controlar o espaço criado pela extração de um segundo molar primário. No entanto, se a sequência de erupção seguir um padrão normal, o pilar do primeiro molar primário será removido antes que o aparelho tenha cumprido o seu objetivo. Consequentemente, o aparelho band-loop tem um limite de tempo e pode ter que ser substituído. O clínico deve projetar o número de aparelhos necessários para o paciente, sempre que possível.

<u>Custo</u>:

Normalmente, o tempo necessário para a construção de aparelhos acrílicos removíveis é maior do que para os aparelhos fixos não acrílicos. Com o aumento do custo da mão de obra, as implicações económicas crescentes do tratamento ditarão, até certo ponto, a natureza do tratamento. Por esta razão, os aparelhos eficientes ligados diretamente, que não requerem serviços laboratoriais, oferecem uma área fértil para investigação clínica futura.

5. INDICAÇÕES E CONTRA-INDICAÇÕES

<u>INDICAÇÕES DOS RESPONSÁVEIS PELA MANUTENÇÃO DO ESPAÇO:</u>

<u>São indicados os mantenedores de espaço</u> [34,36]

1.   Se o espaço após a perda prematura de dentes decíduos mostrar sinais de fecho.

2.   Se a utilização de um mantenedor de espaço irá ajudar ou tornar menos complexo o futuro tratamento ortodôntico.

3.   Se a necessidade de tratamento da má oclusão numa data posterior não for indicada.

De acordo com Gould D.G. (1965), uma das indicações para a manutenção do espaço é a falta grave da base dentária, em que se pensa que a extração de duas unidades não seria adequada e o movimento grosseiro para a frente ou a rotação dos molares complicaria o tratamento subsequente com aparelhos.

4.   Quando um dente supranumerário impede a erupção de um incisivo central permanente, o espaço pode ser mantido antes da operação e enquanto o dente se move para a sua posição.

5.   Nalguns casos, quando as cúspides não irromperam ou estão posicionadas bucalmente e os 1st bicúspides superiores foram extraídos, é aconselhável manter o espaço enquanto as cúspides se posicionam.

Outras indicações são na mandíbula dos casos de classe II, divisão 2 de Angle; na mandíbula com comportamento expressivo dos lábios inferiores e na criança que já possui uma dentadura. Nos casos em que se estima que há apenas espaço suficiente para todos os dentes permanentes, devem ser administrados mantenedores de espaço (Walther).

Tulley e Camp bell indicaram as situações em que o espaço pode ser mantido com alguma vantagem, que são as seguintes

1)   Num paciente com uma dentição que não é perfeita, mas aceitável, onde a perda precoce ocorre num ou em ambos os quadrantes da arcada inferior.

2)   Numa má oclusão de classe II divisão 2 de Angle com perda precoce na arcada dentária inferior. Aqui pode ser utilizado um mantenedor de espaço para evitar a deterioração da relação dos incisivos com possível aprofundamento da sobremordida face à pressão do lábio inferior.

3)   Nas más oclusões de classe III de Angle com perda precoce na arcada dentária superior. O comprimento antero-posterior da arcada superior deve ser mantido tanto quanto possível. [1,2] De acordo com Engh O. (1970), o mantenedor de espaço deve ser utilizado quando o primeiro molar decíduo do maxilar superior é perdido. Os mantenedores de espaço devem ser usados no maxilar

inferior apenas quando o indivíduo tem uma arcada dentária apertada combinada com mordida profunda e distoclusão.

Brauer J.C. afirmou que, após a extração ou perda precoce de um dente primário, é importante manter ou conseguir espaço suficiente para permitir a erupção normal do sucessor permanente.

Embora se afirme que a manutenção do espaço não é necessária em caso de perda de dentes anteriores, deve ser utilizado um mantenedor de espaço funcional ou uma prótese parcial, uma vez que a perda de dentes pode afetar a fala e induzir hábitos linguísticos anormais que podem levar a uma má oclusão. Além disso, a perda de dentes anteriores primários causará um trauma psicológico nas crianças. As raparigas, em particular, podem sofrer de constrangimento considerável.

É indicada a manutenção do espaço funcional:

1)	Quando o espaço para um dente permanente deve ser mantido durante dois anos ou mais.

2)	Para evitar a supra-erupção de um dente da arcada oposta.

3)	Melhorar a fisiologia do sistema mastigatório da criança e restabelecer a saúde dentária de forma óptima.

Os aparelhos fixos são geralmente preferidos na maioria das situações porque eliminam o fator de cooperação do paciente e ocupam menos espaço na cavidade oral.

Os aparelhos removíveis podem ser indicados quando: [6]

1)	A estética é importante

2)	Os dentes do pilar não podem suportar o aparelho fixo.

3)	Fenda palatina a ser fechada com a dentadura.

4)	Quando se prevê que os dentes permanentes não irrompidos não irão erupcionar dentro de 5 meses.

5)	A criança atingiu uma idade mental de 2 anos e meio.

CONTRA-INDICAÇÕES DOS MANTENEDORES DO ESPAÇO: [3435]

Os mantenedores de espaço são contra-indicados: [1]

1)	Se a radiografia da região de extração mostrar que um terço da raiz do dente sucessor já está calcificado.

2)	Quando o espaço deixado pelo dente primário perdido prematuramente é maior do que o espaço necessário para o sucessor permanente, como indicado graficamente no rádio.

3)	Se o espaço não mostrar sinais de encerramento.

4) Quando existe uma falta geral de comprimento suficiente da arcada e quando o mantenedor de espaço complicaria ainda mais a má oclusão existente.

5) Quando o dente sucessor está ausente.

6) Quando a má oclusão é inevitável e é necessário um tratamento ortodôntico subsequente e/ou extracções.

7) Quando o tamanho da base dentária é adequado ao tamanho dos dentes.

8) Quando os pré-molares estão prestes a irromper, e radio logicamente não se observa osso sobre o dente permanente.

9) Quando a oclusão bem desenvolvida e a interdigitação cúspide ou a erupção excessiva do dente oposto impedem o fecho do espaço.

10)) Espera-se uma higiene oral deficiente e uma fraca cooperação do doente e dos pais.

Outras contra-indicações são a região dos incisivos na dentição decídua e a arcada mandibular nos casos de Classe III de Angle.

<u>Indicações e contra-indicações para a manutenção do espaço</u>: [34,35,36,37]

A. Perda das dentições primárias

1) Dentes anteriores - Não (utilizado apenas para fins estéticos)

2) Cúspide - Não

3) Primário 1st molar - Sim (se o molar de 6 anos não estiver irrompido)

4) Primário 2nd molar - sim

B. Dentição mista com comprimento de arco suficiente

1) Incisivos centrais permanentes - Sim (se os incisivos laterais já tiverem erupcionado)

2) Incisivos laterais permanentes - sim (se as cúspides tiverem erupcionado)

3) Cúspides primárias - sim (apenas para evitar o deslocamento distal dos dentes anteriores)

4) Primário 1st molares - sim (apenas para evitar a deslocação distal dos dentes anteriores)

5) Primário 2nd molar - sim (para evitar que o molar se desloque para mesial e os dentes anteriores para distal).

C. Dentição mista com comprimento de arco insuficiente

1) Incisivos centrais permanentes - Sim (se os incisivos laterais já tiverem erupcionado)

2) Incisivos laterais permanentes - sim (se as cúspides tiverem erupcionado)

3)	Cúspides primárias - não

4)	Primário 1st molares - não

5)	Primário 2nd molares - sim (para evitar que os molares se desloquem mesialmente)

<u>PRÉ-REQUISITOS PARA OS RESPONSÁVEIS PELA MANUTENÇÃO DO ESPAÇO:</u>[2] [6,3][1]

Existem certos pré-requisitos para todos os mantenedores de espaço, quer sejam fixos ou amovíveis.

1)	Devem manter a dimensão mesiodistal do espaço criado pelo dente perdido.

2)	Devem ser funcionais, se possível, pelo menos ao ponto de impedir a erupção excessiva do dente ou dentes opostos.

3)	Devem ser tão simples e tão fortes quanto possível.

4)	Não devem interferir com os ajustamentos oclusais normais.

5)	Não devem pôr em perigo os dentes remanescentes, impondo-lhes tensões excessivas.

6)	Não devem interferir com os dentes em erupção.

7)	Devem manter os movimentos funcionais individuais dos dentes.

8)	Não devem interferir com a erupção vertical normal dos dentes adjacentes.

9)	Se necessário, devem permitir a abertura do espaço mesiodistal.

10)	Devem ter uma conceção simples que permita uma fácil construção e colocação.

11)	Devem ser facilmente ajustáveis.

12)	A sua construção deve ser tal que não restrinja os processos normais de crescimento e desenvolvimento.

13)	Não devem interferir com funções como a mastigação, a fala ou a deglutição.

14)	Devem ser fáceis de limpar e não servir de armadilhas para resíduos alimentares, etc., que podem aumentar a cárie dentária e a patologia dos tecidos moles.

15)	Devem ser duráveis e resistentes à corrosão.

16)	O seu custo deve ser razoável.

17)	Devem ser de aplicação universal.

Nenhum mantenedor de espaço preencherá todos estes requisitos, exceto o dente primário em boas condições e com boas relações de contacto.

6. CLASSIFICAÇÃO

Classificação dos mantenedores do espaço

De acordo com Hitchcock (1973), os mantenedores do espaço podem ser classificados de várias maneiras:

1)   Removível ou fixo ou semi-fixo.

2)   Com bandas ou sem bandas

3)   Funcional ou não funcional (o doente pode mastigar parte da peça?)

4)   Ativo ou passivo (o responsável pela manutenção deve movimentar o dente?)

5)   Certas combinações dos itens acima

Os mantenedores do espaço são classificados por Raymond C. Thurow (1978) como [1]

1)   Amovível

2)   Arco completo

a.   Arco lingual

b.   Ancoragem oral extra

3)   Dente individual

Hinrichsen (1962) classificou os mantenedores do espaço da seguinte forma:

A) Aparelhos fixos

Classe I a) Não funcional

i)   Tipo de barra

ii)   Tipo de laço

b) Tipos funcionais

i)   Tipo de pôntico

ii)   Tipo de arco lingual

Classe II Tipo cantilever (sapata distal, banda e laço)

B) Amovível

Próteses parciais acrílicas

Segundo o Prof. **Shobha Tandon:** A classificação é mais simples e diz respeito aos mantenedores de espaço mais utilizados atualmente.[6]

a.   Amovível

i)   Metal fundido parcial ou forjado.

ii)   Passivo ou ativo.

iii) Funcional ou não funcional.

b.   Fixo

i)   Com cinta ou colado.

ii)   Passivo ou ativo.

iii) Funcional ou não funcional

7. VANTAGENS E DESVANTAGENS

VANTAGENS E DESVANTAGENS DOS MANTENEDORES DE ESPAÇO:

As vantagens e desvantagens dos aparelhos de manutenção de espaço amovíveis e fixos são as seguintes

I. TIPO REMOVÍVEL [36]

Vantagens:

1) É fácil de limpar e permite a limpeza dos dentes.

2) Mantém ou restaura a dimensão vertical.

3) Pode ser utilizado em combinação com outros procedimentos preventivos.

4) Pode ser usado a tempo parcial, permitindo a circulação do sangue nos tecidos moles.

5) Desempenha outras funções importantes como a estética, a fonética e a mastigação.

6) Ajuda a manter a língua dentro dos limites.

7) Estimula a erupção dos dentes permanentes.

8) Não é necessário construir uma banda.

9) Os controlos dentários para deteção de cáries podem ser efectuados facilmente.

10) É possível criar espaço para a erupção dos dentes permanentes sem alterar o aparelho.

Desvantagens: [36]

11) Pode perder-se ou ser quebrado pelo doente.

12) O doente não o pode usar.

13) O crescimento lateral do maxilar pode ser restringido, se forem incorporados grampos.

14) Pode irritar os tecidos moles subjacentes.

II. TIPOS FIXOS: [1,71,72]

Vantagens:

1) Manipulação fácil

2) As bandas são utilizadas sem preparação do dente ou com preparação mínima no caso de coroas de aço inoxidável.

3) Não interfere com a erupção passiva do pilar.

4)   O crescimento da mandíbula não é prejudicado.

5)   Os dentes permanentes sucessivos são bem guiados para as suas posições.

6)   Podem ser utilizados para pacientes que não colaboram com o aparelho, devido a perda, quebra ou não utilização do mesmo.

7)   A função mastigatória é restaurada se forem colocados pônticos.

Desvantagens: 1' 71' 72

1)   É necessária uma instrumentação elaborada com conhecimentos especializados.

2)   Podem resultar na descalcificação do material dentário sob as bandas.

3)   Pode ser prejudicial para o dente do pilar devido ao desenvolvimento de forças de torque que resultam na quebra do aparelho.

4)   Supra-erupção dos dentes opostos se não forem utilizados pônticos e

5)   Se forem utilizados pônticos,

a.   Interfere com a erupção vertical do pilar.

b.   Impede a erupção de dentes permanentes de substituição se o paciente não se apresentar.

6)   ) Pode causar inclinação e rotação dos dentes de suporte.

7)   ) Tempos de laboratório longos.

8)   ) Pode ser necessária alguma preparação nos dentes do pilar.

Mantenedores de espaço semi-fixo

Vantagens- [6, 26]

1.   Funcionam como mantenedores de espaço e podem corrigir pequenos movimentos dentários.

2.   Podem corrigir a inclinação mesial dos molares (menos de cinco graus).

3.   Permitem uma fácil remoção e ajustamento.

Desvantagens- [26]

Os aparelhos semi-fixos são mais susceptíveis de se partirem e perderem devido a

o   Retenção por fricção em vez de juntas soldadas

o   As curvas apertadas e agudas enfraquecem o fio ao introduzirem pontos de tensão elevados.

8. FABRICO DE APARELHOS FIXOS DE MANUTENÇÃO DO ESPAÇO

FABRICO DE APARELHOS FIXOS DE MANUTENÇÃO DO ESPAÇO

Armamentarium:[15,26]

O armamento para os mantenedores de espaços fixos inclui:

1. Banda

2. Laço/fio de arame

3. Junta de solda

4. Auxiliares

I. **Construção da banda:**

1) Material da banda de aço inoxidável / bandas pré-formadas

Ou

Coroas em aço inoxidável

2) Alicate de contorno de banda

3) Alicate para formar bandas

4) Assentador de fita ou empurrador e lâmina de língua

5) Adaptador de banda

6) Como alicates rectos e curvos

7) Tesoura de cortar fita

8) Unidade de soldadura por pontos

9) Mistura de álcool e água

10) Brocas de acabamento

II. Construção em laço/arco:

1) Fios de aço inoxidável (redondos) (0,036 a 0,040 polegadas)

2) Alicate de três maxilas

3) Alicate universal / alicate de bico de pássaro

4) Cortador de arame

III. Unidade de soldadura:

1) Maçarico de soldadura

2) Solda de prata

3) Fluxo

IV. Pedras e discos de polir

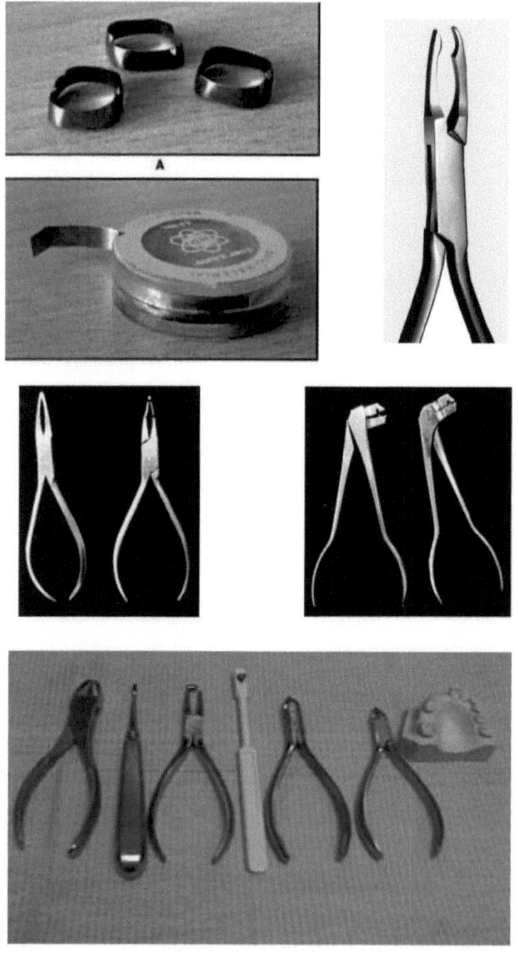

Figura 9 Armentário de pinça de banda

http://depts.washington.edu/peddent/AtlasDemo/space129.html

1. Construção da banda

O fabrico de uma banda forte e com contornos correctos é uma tarefa muito importante para os aparelhos fixos ou para os mantenedores de espaço.

As bandas podem ser preparadas através da compressão de papéis de material de banda ou podem ser utilizadas bandas sem costura pré-formadas. [6]

Material da banda:[6]

Consoante o dente a enfaixar, podem ser classificadas como:

1. Dentes anteriores - 0,003 por 0,125 por 2 polegadas

2. Bicúspides - 0,004 por 0,150 por 2 polegadas

3. Molar decíduo - 0,005 por 0,180 por 2 polegadas

4. Molar permanente - 0,006 por 0,180 por 2 polegadas

Separação dos dentes:

Se o espaço presente mesial e distal ao dente a ser ligado não for suficiente para a banda, o espaço é criado pela separação do dente. A separação de dentes é de dois tipos

a) separação lenta dos dentes

b) Separação rápida de dentes

pode ser feito com fios de latão (fio de latão macio de 0,015-0,020 polegadas) ou cunhas de borracha. Em adultos jovens ou crianças, o fio de latão é mantido durante 4 ou 5 dias. A separação ocorre provavelmente antes de 4 ou 5 dias em muitas pessoas. Mas afirma-se que os fios de separação não devem ser mantidos durante mais de uma semana.[6]

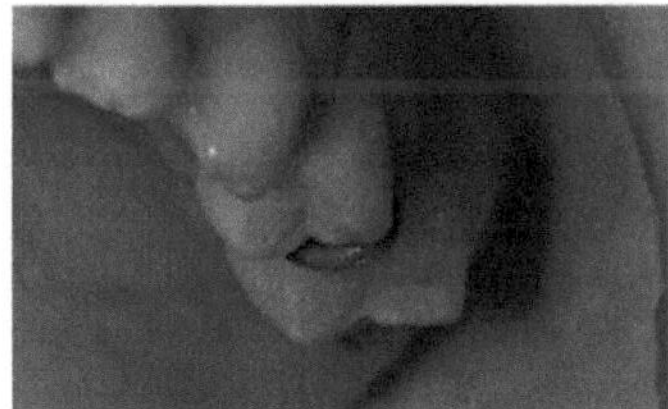

Figura 10: Separador

http://depts.washington.edu/peddent/AtlasDemo/space129.html

Preparação da banda molar:

A banda molar é feita de material de aço inoxidável de 0,006 x 0,180 polegadas. Este material tem um lado baço e um lado brilhante. O lado baço fica junto ao dente e o lado brilhante fica virado para fora. O lado baço ajuda a manter o cimento no sítio e o lado brilhante permite que os alimentos deslizem.

Cortam-se cerca de 2¾ polegadas de material da banda com uma tesoura reta e faz-se um laço com os dois lados baços encostados um ao outro. Este tem de ser soldado por pontos.

Será útil mergulhar as extremidades numa mistura de álcool e água antes da soldadura por pontos. Isto faz duas coisas. Ajuda a limpar a fita, criando um melhor contacto. Também dissipa algum calor e o vapor visível é a prova de que foi feita uma junta.

As extremidades tangentes do material da banda são arredondadas com uma tesoura curva para coroas e pontes, de modo a não cortar a bochecha do paciente.

O material da banda é então deslizado para baixo da estrutura do dente e o aperto experimental é efectuado com um alicate de formação de banda. Por vezes, o aperto de ensaio é efectuado com o alicate de "como" (ou de utilidade). Se for utilizado o alicate HOWE, o contorno prévio deve ser efectuado com um alicate de contorno.[26,61]

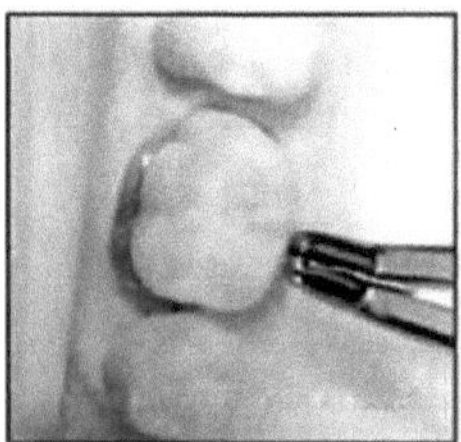
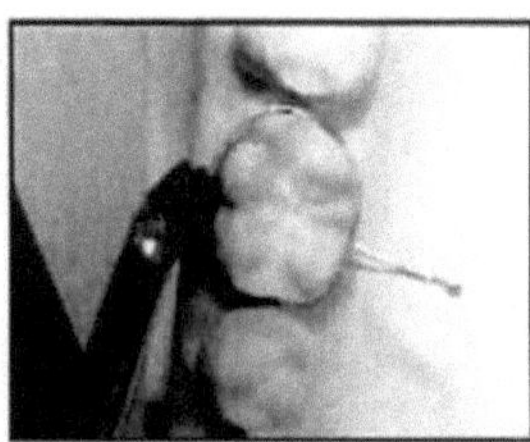
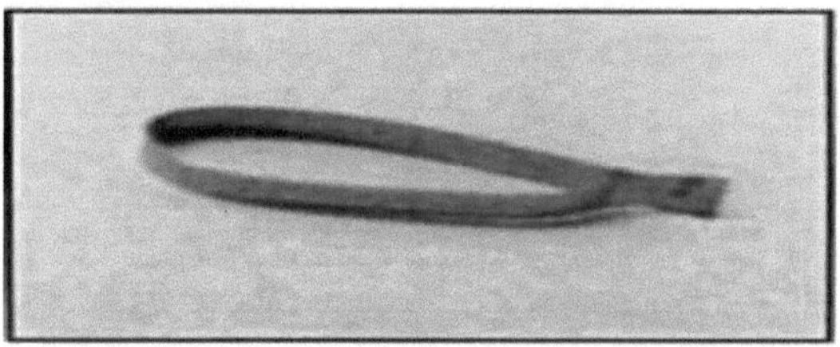

Figura 11 A. O material da banda é soldado na extremidade. B. Utiliza-se um empurrador de banda para adaptar a banda. C. Utiliza-se um alicate para apertar a cinta.

http://books.google.co.in

Diferenças na compressão das bandas superior e inferior:

A banda do molar superior é normalmente puxada do lado palatino, enquanto que a do molar inferior é puxada do lado bucal. A costura da banda superior será mantida no ângulo da linha mesiolingual, enquanto que para a inferior, no ângulo da linha mesiobucal. Isto colocará a costura oposta à quinta cúspide no molar superior, enquanto que na banda inferior será oposta à cúspide mesiobucal.

É preferível que a costura seja oposta a uma cúspide do que a uma ranhura. É mais difícil adaptar duas espessuras de material da banda (a costura mais o adesivo) num sulco. Se a banda for colocada na posição correcta, a superfície oclusal da banda deve ser paralela à superfície oclusal do dente. Mesialmente e distalmente a superfície oclusal da banda deve estar logo abaixo da crista da crista marginal mesial e logo acima da crista mesial da curvatura (representada pela área de contacto). [34]

A banda, transportada pelo alicate Howe, é colocada sobre o dente. Em seguida, a banda é colocada para baixo do dente usando o polegar, até onde for confortável, mantendo as pontas da banda no alicate Howe no ângulo da linha mesiobucal no caso de bandas inferiores e no ângulo da linha mesiolingual no caso de bandas superiores. Segurando a banda no sítio, temos de apertar o alicate Howe contra o vinco formado pelas duas caudas do material da banda. A banda é removida, agitando-a suavemente no sentido oclusal através das duas caudas. Para este efeito, podem ser utilizados os dedos ou um alicate.[26]

Agora, a nova costura, mais próxima, é soldada por pontos com três ou quatro pontos de soldadura.

Nesta altura, pode ser necessário efetuar um festooning e um contorno. O festooning é feito com uma tesoura curva para coroas e pontes. Para o primeiro molar inferior, devido à forma de losango do dente (mesial e distalmente), a banda tem de ser aparada ou festoonada na área cervical lingual. O festooning vestibular será efectuado mais tarde porque as caudas na costura têm de ser removidas.[26]

Para a banda superior, geralmente não é necessário efetuar o festooning e o corte da área cervical por via lingual ou da porção oclusal vestibular.

Pedaços de material da banda em forma de crescente são removidos da área cervical mesialmente e distalmente. Estes cortes côncavos são misturados nas porções cervicais vestibulares e linguais da banda com uma lima ou mó e uma roda de borracha abrasiva.

A banda é limpa com um rolo de algodão embebido numa mistura de álcool e água. Podemos utilizar o alicate especial de língua e ranhura (alicate de formação de ligaduras) para o segundo puxão da ligadura. Este dá automaticamente o contorno à banda quando esta é apertada.

Em seguida, a cinta é novamente assente no dente. Devido ao puxão inicial do alicate How e ao ponto de soldadura mais próximo, a cinta pode ainda não estar totalmente na sua posição correcta. [36]

Agora, pega-se num adaptador de banda ou num empurrador de banda e pressiona-se para baixo mesialmente, distalmente e bucalmente. A banda inferior quase nunca é empurrada a partir da lingual, uma vez que isso faria com que a banda se enrolasse demasiado cervicalmente na superfície lingual, tal como a partir da vestibular no caso da banda superior.

Novamente, utiliza-se um alicate de formação de banda / alicate HOWE para a adaptação final da banda, e a banda é removida do dente. Isto é feito usando um alicate de remoção de banda. Nesta altura podemos encontrar a banda a enrolar cervicalmente no lado lingual das bandas inferiores ou no lado vestibular das bandas superiores. Pode ser utilizado um raspador de gancho para o afastar o suficiente da cervical durante a remoção da banda.

Quando a banda é retirada da boca, a saliva (e o sangue) é lavada. A banda é mergulhada numa mistura de álcool e água e soldada por pontos ao longo da costura curva. A costura é curva devido ao contorno das extremidades do alicate. O excesso de material da banda ao longo das cristas marginais é cortado e alisado. [36]

Extensões da banda:

As superfícies oclusais mesial e distal devem estar logo abaixo da crista das cristas marginais, mas acima da área de contacto. Lingualmente, a superfície oclusal deve estar logo abaixo da profundidade do sulco de desenvolvimento lingual. Bucalmente, a banda deve estar suficientemente afastada da superfície vestibular para evitar interferências oclusais.

Para evitar a estagnação de alimentos, a banda deve estender-se abaixo da margem gengival ou a borda da banda deve ser cortada bem longe da margem gengival para permitir a auto-limpeza da porção cervical do dente.[15]

Após a adaptação final da banda, a etiqueta é adaptada de perto à superfície vestibular da banda inferior e à palatina da banda superior. A banda é removida do dente e a porção da etiqueta adaptada é soldada à banda depois de mergulhada numa mistura de álcool e água. De seguida, utiliza-se uma pedra de rebolo para esmerilar a costura. Utiliza-se uma roda de borracha abrasiva para alisar a superfície e os bordos da costura.

A banda é novamente assente no dente. Agora, pega-se no adaptador de banda/condensador de amálgama e o material da banda é adaptado nos sulcos de desenvolvimento vestibular e lingual, desde as margens oclusais até às cervicais. Qualquer material de banda livre no aspeto mesial é empurrado em direção à crista marginal mesial. Qualquer material de banda livre na parte distal é puxado em direção ao rebordo marginal. O adaptador de banda é usado em toda a superfície oclusal, empurrando o material da banda em direção ao dente onde quaisquer lacunas aparecem.

A banda está agora completa e deve ser removida para adicionar acessórios, seja por soldadura por pontos ou por soldadura.[36]

II. Obtenção de impressões e preparação de moldes:

É efectuado um molde em alginato ou composto do(s) dente(s) com banda e do(s) pilar(es) adequado(s). São efectuadas impressões da arcada completa para a arcada lingual e para o fabrico do aparelho de Nance. Uma moldagem seccional utilizando uma moldeira giratória universal é adequada quando se planeia uma ansa de banda ou um mantenedor de espaço coroa-anel.

Depois de tirar a impressão, utiliza-se um alicate de remoção de ligaduras para remover a(s) ligadura(s). Deve ser colocado um rolo de algodão na superfície oclusal do dente, exceto se a ponta do removedor de ligaduras tiver uma cobertura de borracha ou plástico macio. A cobertura macia (ou o rolo de algodão opcional) evita a fratura da cúspide. A banda deve então ser colocada na impressão e estabilizada usando cera e uma faca de cera aquecida ou pode também ser estabilizada com uma gota de <u>super cola ou pinos</u> no material de impressão na posição correcta. É essencial que a banda esteja segura dentro do molde antes do fabrico do modelo, uma vez que uma banda que se desloque facilmente dará origem a um mantenedor de espaço mal ajustado. A impressão preparada é vertida em gesso para formar o molde de trabalho.[8,34]

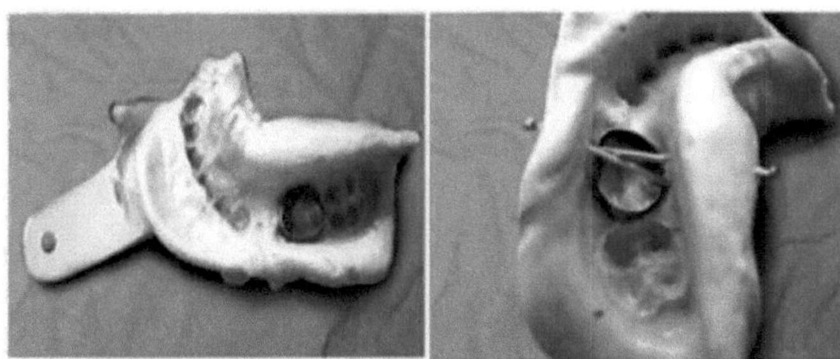

Figura 12 A. Banda colocada na impressão, margens oclusais viradas para a impressão B. Bandas fixadas na impressão com os pinos.

http://books.google.co.in

III. Construções em laço/arco:

Esta questão é abordada separadamente em cada aparelho.

IV. Soldadura:

Utiliza-se massa de amianto ou gesso de presa rápida para posicionar o fio adaptado no modelo de trabalho colocado no bloco de soldadura. Para soldar, utiliza-se uma chama de tubo de sopro de cerca de 1 ½ polegadas ou um maçarico de soldar. Todas as soldaduras devem ser efectuadas 3 mm para além da zona azul, na zona de redução da chama. A junta formada pelo fio e pela fita nunca deve exceder uma cor vermelha baça durante o processo de soldadura. Uma chama fina como uma agulha evitará o sobreaquecimento do metal que envolve a junta de soldadura.[6,15]

Deve ser aplicada uma quantidade generosa de fluxo do tipo bórax na junta de soldadura. O fluxo deve ser aplicado acima e abaixo do ponto de contacto do fio com a banda. Corta-se um pedaço de solda com 3-4 mm de comprimento e dirige-se a chama para a junta de solda. À medida que o fluxo derrete, um pedaço de solda é transferido para a junta de solda com um par de alicates. A chama é redireccionada para a solda e esta posição é mantida até que a solda flua. A solda deve fluir suavemente sobre o fio para formar uma união sólida, entre a banda e o fio. Este procedimento é repetido para o lado oposto. A dureza da pedra foi destruída pelo processo de aquecimento e o aparelho pode ser facilmente removido do modelo de trabalho. A pedra que adere ao centro da banda é removida e o aparelho é lavado em ácido para remover o carbono residual.[61]

V. Polimento:

O polimento de um aparelho de aço inoxidável é efectuado em quatro etapas. Uma junta de soldadura acabada deve ser lisa e sem porosidade. Utiliza-se uma pedra verde para contornar a junta soldada até obter uma transição suave com a banda. As rodas de borracha são utilizadas para reduzir a rugosidade da superfície. O polimento final é efectuado com uma lima fria numa roda de trapos.

O botão de acrílico do aparelho Nance é aparado e alisado com uma broca de acrílico e depois polido com pedra-pomes.[61]

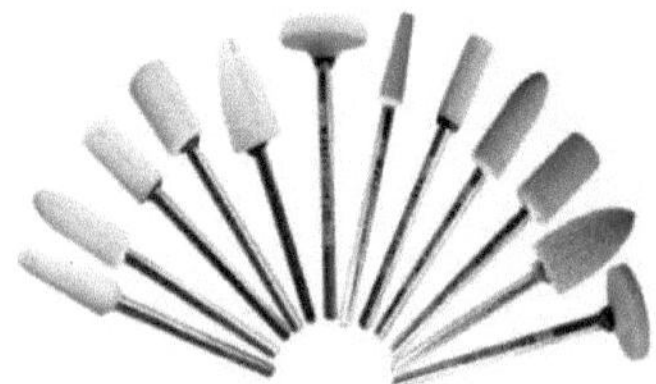

Figura 13 Brocas de polimento

http://www.diytrade.com

MANTENEDORES DE ESPAÇOS FIXOS:[6]

Os mantenedores de espaço fixos são os aparelhos que utilizam bandas ou coroas para a sua construção. Podem ser classificados como

1. Ligado ou colado

2. Passivo ou ativo

3. Funcional ou não funcional

Os mantenedores de espaço fixo comuns incluem :

- Faixa e laço

-   Arco lingual

-   **Arcos palatinos**, que incluem

-   Arco de suporte palatino de Nance

-   Arco transpalatal e

-   Aparelhos fixos para manutenção do espaço anterior

-   São igualmente abordados vários outros aparelhos fixos.

Surgiram os mantenedores de espaço colado que utilizam a colagem direta

Técnica que elimina alguns dos inconvenientes de outros mantenedores de espaço fixo. [14]

APARELHOS DE BANDA E LAÇO

O mantenedor de espaço com banda e argola é um dos aparelhos de controlo de espaço mais comuns utilizados na prática dentária.

É um aparelho unilateral, fixo, não funcional e passivo, indicado para manutenção de espaço nos segmentos posteriores quando um único dente é perdido.

Indicações (Mathewson):[34,44]

1)   Em caso de perda prematura de um molar primário na dentição decídua ou de um molar maxilar primário na dentição de transição, se o sucessor permanente não erupcionar clinicamente nos 2 anos seguintes e o comprimento da sua raiz for inferior a um terço da maturidade.

2)   Perda prematura de um segundo molar primário aquando da erupção clínica do primeiro molar permanente.

3)   Perda bilateral de um único molar primário antes da erupção dos incisivos permanentes.

4)   Por vezes, é administrado em casos de perda prematura do canino primário.

5)   Quando o período de manutenção do espaço é curto e o dente do pilar está intacto (Nance)

Contra-indicações: (Mathewson)[34,44]

1)   Uma oclusão extremamente apinhada ou que já apresenta uma perda de espaço acentuada.

2)   Elevada atividade de cárie dentária

3)   Substituição de dentes anteriores decíduos.

4)   Substituição do segundo molar primário na dentição decídua sem erupção clínica parcial do primeiro molar permanente.

5)   Substituição de segundos molares primários na dentição de transição com o molar permanente

ligado. (Exceção rara).

⁶⁾ Casos que necessitam de orientação para a erupção.

⁷⁾ Não indicado para gerir o espaço livre (McDonald) [46]

Vantagens (Mathewson)[34]

1) É um mantenedor de espaço eficaz para a perda unilateral de um único dente nos segmentos vestibulares.

2) O seu fabrico é económico e a sua construção é simples (McDonald)

3) É necessário pouco tempo de cadeira se forem utilizadas bandas pré-formadas (McDonald)

4) Pode ser facilmente ajustado para se adaptar às mudanças na dentição. (McDonald)

Desvantagens: [46]

1) Não é funcional, uma vez que não restabelece as necessidades mastigatórias do dente a substituir.

2) Não impede a erupção contínua do dente oposto.

3) No caso de mantenedores fixos, a descalcificação sob as bandas é um problema.

4) Limitado à manutenção do espaço de um único dente.

5) Trata-se de um conservador de espaço passivo. (Não pode ser utilizado quando o espaço tem de ser recuperado).

6) É mais suscetível de deslizar para a gengiva durante a mastigação e de se incrustar nos tecidos moles se passar despercebido durante muito tempo.

7) Pode causar distúrbios de erupção se for distorcido.

O mantenedor de espaço com banda e alça não é indicado nos casos em que o espaço é criado pela perda de dois molares primários adjacentes, porque a alça longa é mais suscetível às forças de mastigação. (DCNA-1978).

Os mantenedores de espaço com banda e alça são indicados em casos de perda de espaço bilateral antes da erupção dos incisivos permanentes, em vez de uma arcada lingual. Isto deve-se ao facto de os incisivos permanentes serem propensos a erupcionar lingualmente em relação aos dentes decíduos, que podem ser afectados pela arcada lingual. Assim, após a erupção dos dentes anteriores permanentes, a banda e a alça podem ser substituídas por uma arcada lingual numa idade mais avançada.[34]

CONSTRUÇÃO:

Normalmente a banda é colocada no dente posterior ao espaço edêntulo da arcada ou no dente maior. Se o primeiro molar primário for perdido, é utilizado o 2nd molar primário e, em caso de perda prematura do 2nd molar primário, é utilizado o primeiro molar permanente para a banda. Por vezes, o molar primário é preferido em vez do permanente devido à descalcificação do molar permanente. Uma desvantagem inerente é a esfoliação do pilar ou do dente ligado antes da erupção do pré-molar. A preparação do dente anterior é necessária se este tiver algum rebaixo que cause interferência na inserção do aparelho.

Após a adaptação da banda, é efectuada a impressão do quarto de arco utilizando um material de impressão composto ou de alginato com a banda colocada. Segue-se a remoção da banda da boca do paciente com um removedor de banda. Esta banda é colocada na impressão e estabilizada na posição correcta utilizando cera ou um pedaço de fio para o composto e o alginato, respetivamente. Em seguida, a impressão é vertida no gesso com a banda no sítio.[26]

Conceção do laço de fio (PINKHAM) [54]

A ansa é feita a partir de um fio padrão de calibre 0,036. A ansa deve estar paralela à crista edêntula, a 1 mm do tecido gengival, e deve assentar contra o dente adjacente na área de contacto. A dimensão faciolingual da ansa deve ser de aproximadamente 8 mm. Esta dimensão permitiria que o dente ou dentes permanentes irrompessem livremente e não colidissem com a mucosa bucal ou a língua ao mesmo tempo.

A extremidade mesial da alça deve começar distalmente, de lingual para vestibular. Este desenho permite o aumento da largura intercanina sem qualquer obstrução, que ocorre durante a erupção do incisivo lateral permane;[lpokkont. A extremidade distal livre da alça deve ficar em ambos os lados e no meio da banda. Isto permite uma folga oclusal e uma resistência adequada das juntas soldadas.

ETAPAS DA CONSTRUÇÃO DO LOOP :[6,8,34]

1. Corte um segmento de cerca de 3 polegadas de fio de calibre .036, no ponto médio do fio faça um "w"

curva de forma. (**CONTORNO HORIZONTAL**)

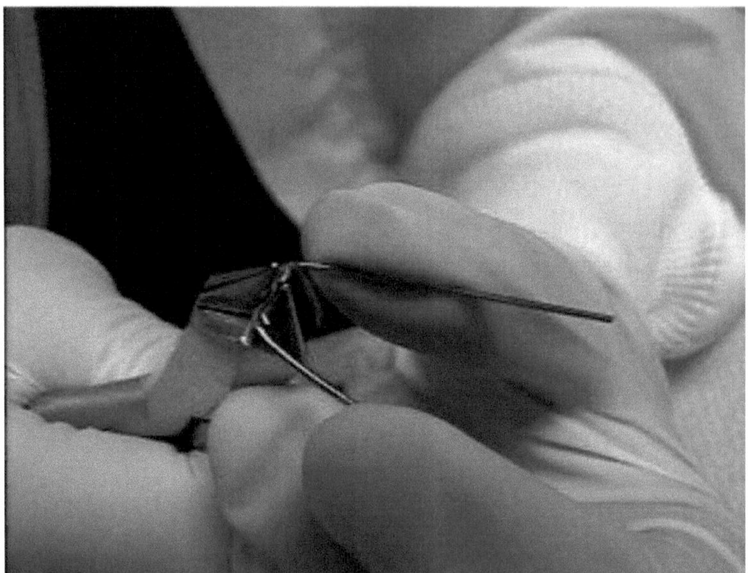

Figura 14.1 Dobrar o fio (contorno horizontal)

http://books.google.co.in

2. Verificar a curva em relação ao dente pilar no molde para ver se tem aproximadamente a largura do primeiro molar primário e não se estende para além do ângulo da linha disto-bucal. (*CURVA ANTERIOR*)

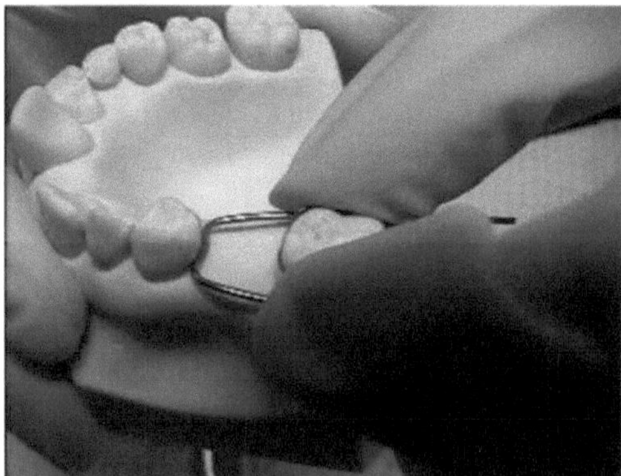

Figura 14.2 Verificar o contorno horizontal (curva anterior)

3. Posicionar o alicate com o bico simples na superfície gengival do fio, sob o centro da curva em forma de "w". *Abaixar os lados (CONTORNO VERTICAL)*

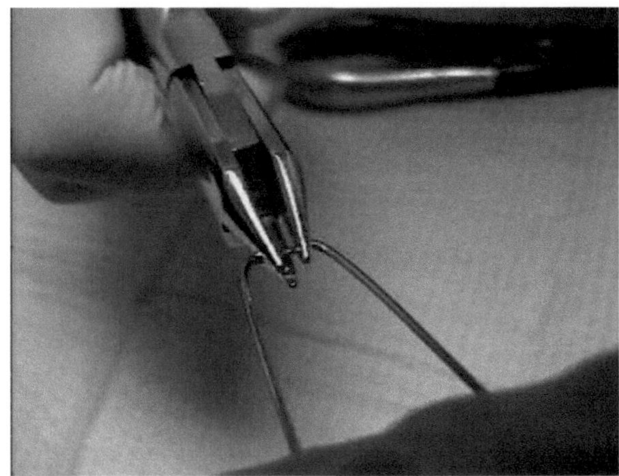

Figura 14.3 Baixar os lados (contorno vertical)

4. *Verificar a curva resultante,* **CONTORNO VERTICAL PARA SEGUIR A CRISTA ALVEOLAR.**

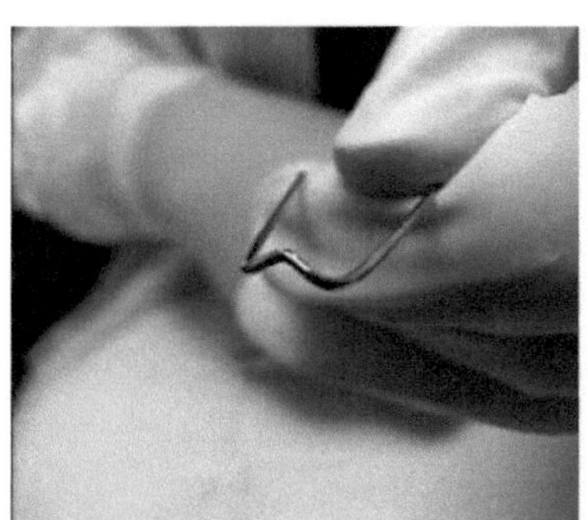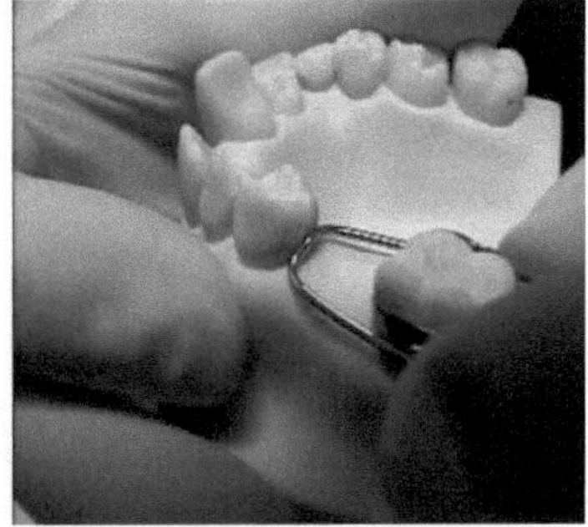

Figura 14.4 a. Baixar os lados (contorno vertical), b. Verificar o contorno horizontal

5. Formar uma curva gradual paralela à crista gengival do rebordo alveolar **"caminhando"** o alicate de 3 pontas distalmente sobre o fio, completar uma perna antes de prosseguir para a outra perna. Continuar a dobrar em pequenos incrementos até obter o arco pretendido. O fio deve ficar a cerca de 1 mm do tecido.

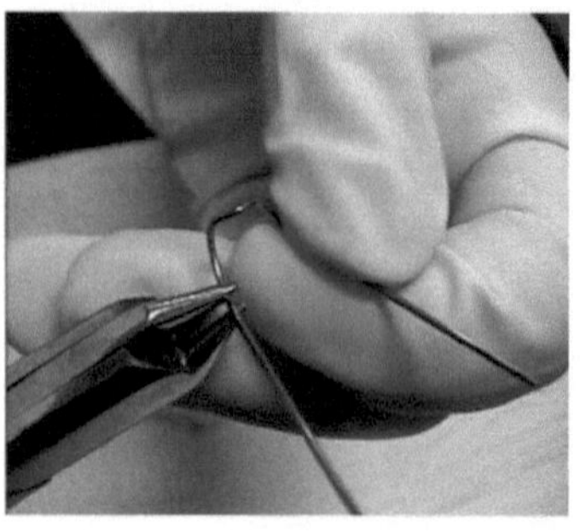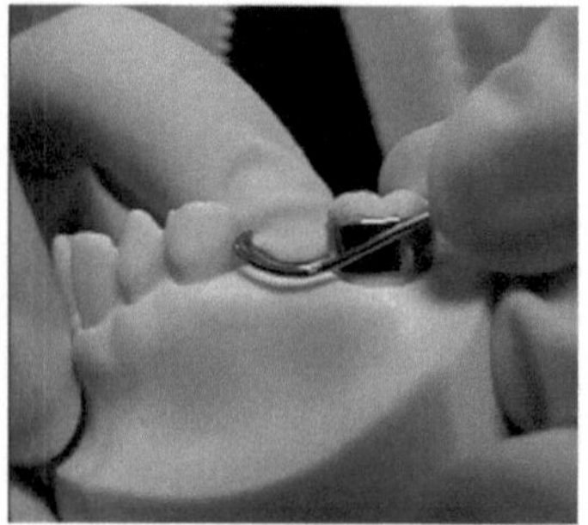

Figura 14.5 a. deslocação distal com um alicate de 3 pontas; b. reajustamento da ansa no molde.

6. *DOBRA EM S:* Marcar o fio suficientemente longe mesialmente para permitir que a curva em "s" acabada seja completada antes de chegar à fita.

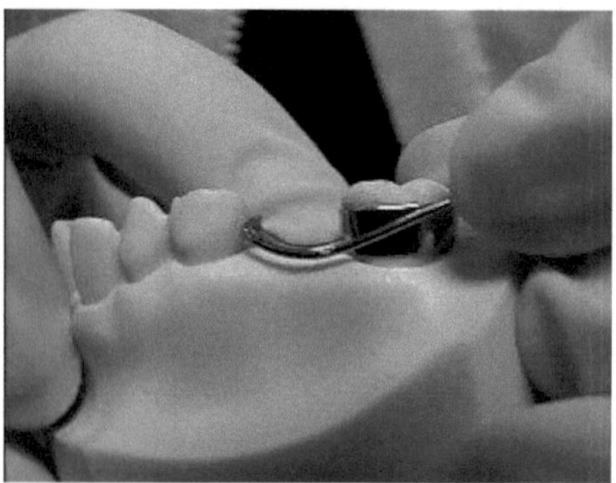

Figura 14.6 Marcar o fio para a curva em S.

Colocar o bico cónico do alicate de bico de pássaro na parte oclusal do fio e dobrar a parte distal do fio para cima contra o bico cónico.

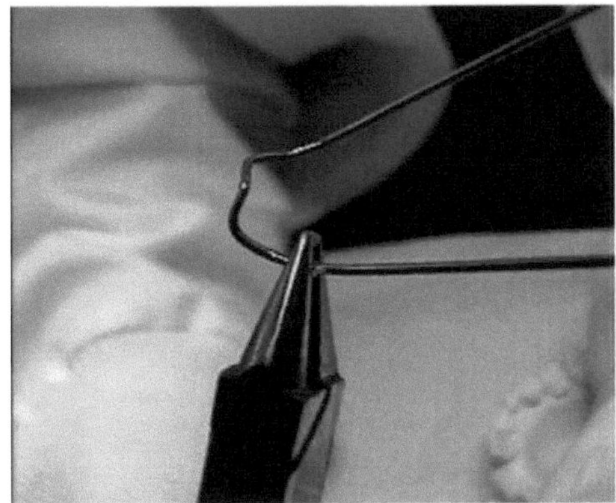

Figura 14.7 Curvatura ascendente para a curvatura em S.

Colocar o bico cónico do alicate de bico de pássaro na parte gengival do fio e dobrar a parte distal do fio para baixo contra o bico cónico.

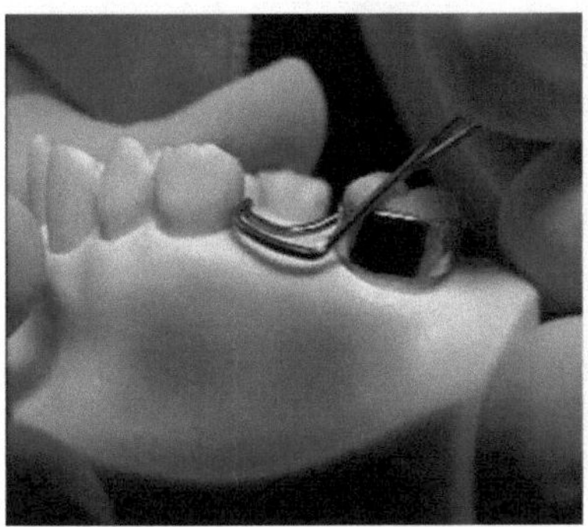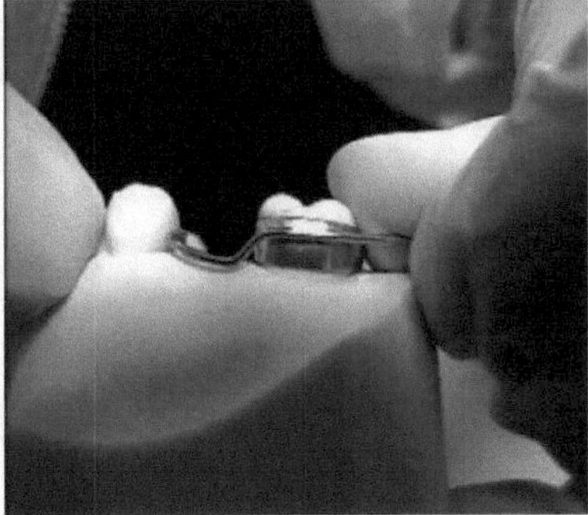

Figura 14.8 a,b Curvatura em S

OBJECTIVO DA CURVA EM S

- permite a transição do fio do rebordo para a banda sem afetar os tecidos gengivais.

6. **EXTREMIDADES DISTAL:** Dobrar as extremidades distais da ansa de modo a repousar passivamente contra a junção do terço médio e oclusal da banda clinicamente exposta.

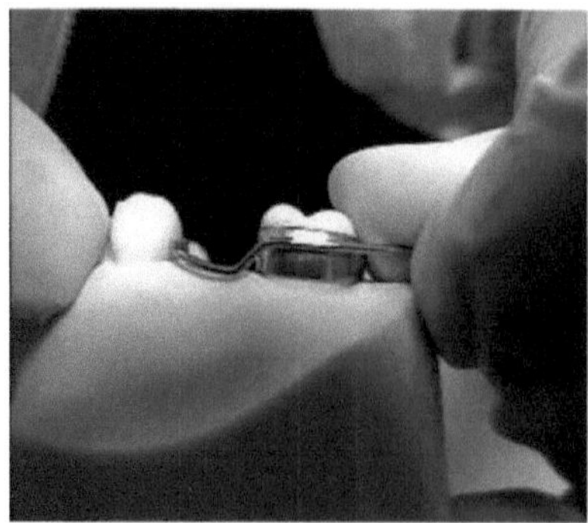

Figura 14.9: reajustamento do laço no molde.

Utilizar dobras simples para contornar o fio de modo a que este entre em contacto com a banda perto do ângulo da linha mesial e permaneça em contacto durante todo o comprimento da banda.

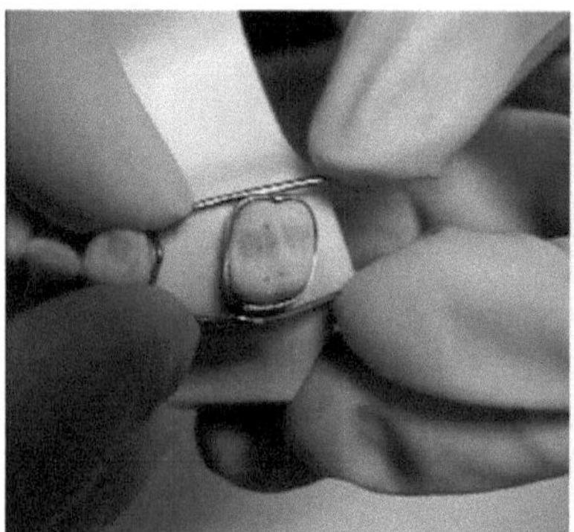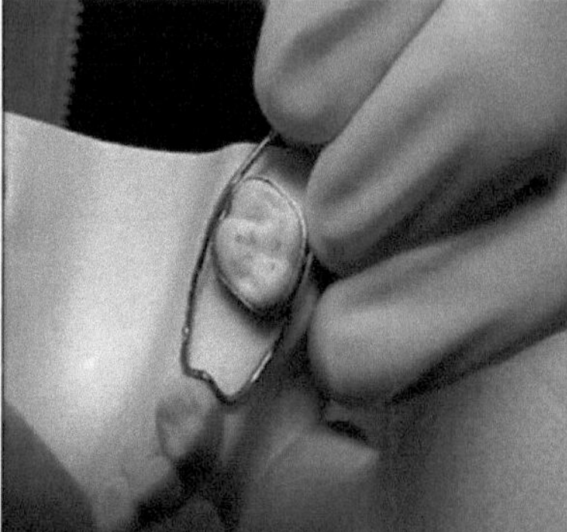

Figura 14.10 Verificar se o laço tem extremidades distais para corte

Soldar o laço à banda:

A ansa é estabilizada através da colocação de gesso na região anterior da ansa e, em seguida, a soldadura é efectuada com solda de prata após a fusão/secagem do fluxo, seguindo-se a têmpera. O aparelho é tratado com ácido durante 30 segundos para limpar todas as partes residuais.

Acabamento e polimento:

O aparelho é retirado do modelo após imersão em água. Em seguida, é aparado e polido, seguido de uma prova para verificar se há qualquer impacto do fio da banda ou da solda. O aparelho está pronto para ser cimentado. A cimentação coloca a criança num programa de rechamada periódica. O aparelho deve ser inspeccionado periodicamente para verificar se

1)   Os dentes sucessivos irromperam.

2)	O aparelho está a colidir com os tecidos moles.

3)	O aparelho não está a funcionar como previsto.

Modificação da banda e do laço:

1)	O laço pode ser feito apenas de um lado, mas é menos estável (Moyers).

2)	Coroa e laço

3)	Banda e bar

4)	Banda e laço invertidos

5)	Aparelho de coroa e banda e laço

MODIFICAÇÃO DA BANDA E DO LAÇO:[6]

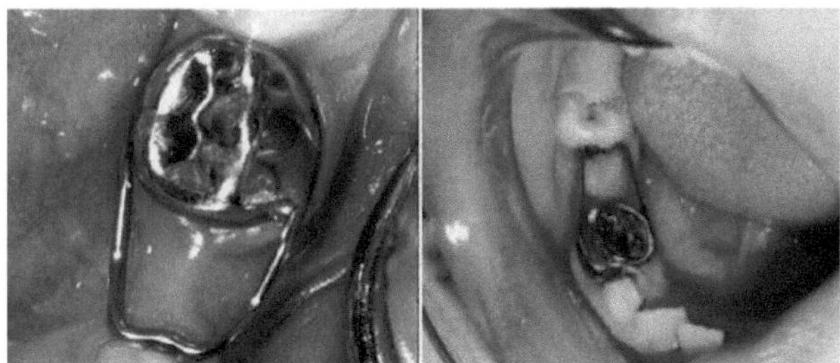

Figura 15 A. Coroa e laço, B. Banda inversa e laço

http://books.shobhatandon/ google.co.in

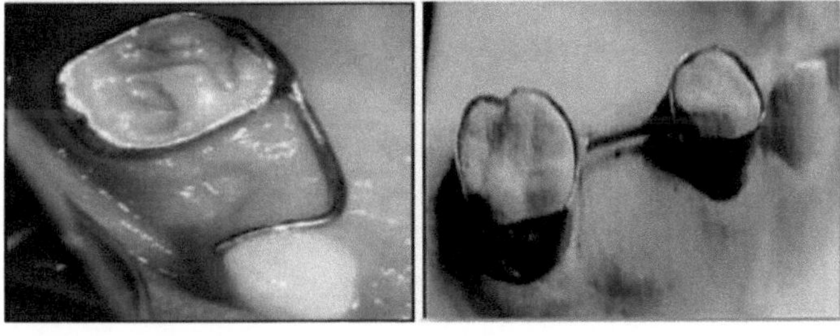

Figura 16 A. laço no lado ine (moyers) b. banda e barra.

http://books.shobhatandon/ google.co.in

MANTENEDOR DE ESPAÇO EM FORMA DE COROA:

O aparelho de coroa e alça é semelhante ao aparelho de manutenção de espaço com banda e alça em todos os aspectos, exceto que é utilizada uma coroa de aço inoxidável para o dente pilar.

Indicações:

A maioria das indicações do aparelho band-loop também se aplica ao crown-loop. A coroa é usada de preferência à banda quando o dente pilar é: [17]

i)   Muito cariado

ii)   Apresenta hipoplasia acentuada ou

iii)   Terapia pupl

Técnica: A técnica de utilização do crown-loop é semelhante à do aparelho band-loop. É colocada uma coroa de aço inoxidável no dente pilar, é efectuada uma moldagem e assim sucessivamente. Normalmente, entre as consultas preparatórias, é necessário colocar uma coroa provisória no dente pilar. A coroa provisória tem dois objectivos principais: elimina a sensibilidade e evita o fecho do espaço entre o dente preparado e um dente adjacente enquanto o aparelho está a ser fabricado. Outra abordagem para o aparelho coroa e alça é colocar um aparelho band-loop sobre a coroa. Desta forma, a necessidade de uma coroa provisória é eliminada. Se houver dificuldade em colocar a banda sobre a coroa, a coroa do tamanho maior seguinte pode ser modificada cortando a superfície oclusal e utilizando-a como banda. A ansa é soldada diretamente à coroa ou à banda se a banda for adaptada sobre a coroa. [61]

COROAS DE AÇO INOXIDÁVEL NA CONSTRUÇÃO DE APARELHOS DE MANUTENÇÃO ESPACIAL: [34,36]

A utilização de coroas de aço inoxidável na construção de mantenedores espaciais foi discutida por PRUHS, R.J. em 1978. As coroas de aço inoxidável pré-formadas podem ser utilizadas com vantagem na conceção e construção de mantenedores de espaço. Apresentam várias vantagens em relação às bandas: a descalcificação e as cáries recorrentes não ocorrem porque a coroa clínica do dente está coberta, a retenção é melhor e as coroas não precisam de ser removidas e recolocadas durante o curso do tratamento. Quando utilizadas em molares decíduos, as coroas de aço inoxidável requerem preparação do dente. No entanto, quando são utilizadas em dentes permanentes para a construção de uma arcada lingual, os dentes pilares não devem ser preparados. A mordida ficará ligeiramente aberta no início, mas depressa se fechará. Quando são utilizadas coroas de aço inoxidável na construção de uma arcada lingual, é importante informar os pais da criança que os dentes por baixo das coroas são saudáveis e que as coroas serão removidas quando a manutenção do espaço já não for necessária.

. **Aparelho de banda e argola com apoio oclusal.** [15]

Um descanso oclusal pode ser adicionado à porção do laço do aparelho de banda e laço. Esta adição previne a inclinação gengival do aparelho e do dente pilar, o que pode resultar em irritação gengival e perda de espaço.[48]

Mantém o espaço da banda e do laço invertidos.[6,15]

Este tipo de mantenedor de espaço é especificamente utilizado quando o segundo molar primário foi perdido e o aspeto distal do primeiro molar permanente não erupcionou completamente ou existe um grande retalho pericoronal. A banda é colocada no primeiro molar primário. A banda e a ansa invertidas podem não ter utilidade a longo prazo, uma vez que o primeiro molar primário esfolia normalmente antes da erupção do segundo pré-molar. Portanto, deve ser mudado para um aparelho convencional de banda e alça assim que o primeiro molar permanente estiver completamente erupcionado.[29]

Manutenção da banda e do espaço do bar:[15,29]

Em vez de um desenho em cantilever, ambos os dentes pilares são colocados em banda e uma barra é colocada entre eles em vez de uma ansa. É mais estudado, mas pode interferir com a erupção do dente permanente, uma vez que a barra está posicionada no centro da crista.

Modificação Moyers:[6]

O laço pode ser feito apenas de um lado, mas é menos estável.

O MANTENEDOR DO ESPAÇO DO ARCO LINGUAL

A arcada lingual é o aparelho mais eficaz para a manutenção do espaço e para pequenos movimentos dentários na arcada inferior. O mantenedor de espaço da arcada lingual é um aparelho de manutenção de espaço **mandibular, fixo, bilateral, não funcional e passivo**

O arame clássico da arcada mandibular consiste em duas bandas cimentadas nos primeiros molares permanentes ou, por vezes, em 2nd molares decíduos, que são unidos por um arame de aço inoxidável que encosta a quatro incisivos.

Utiliza-se como manutenção do espaço: [17]

O aparelho é geralmente indicado para preservar os espaços criados pela perda múltipla de molares decíduos quando não há perda de espaço na arcada e uma análise favorável da dentição mista.

O uso do arco lingual é uma boa medida preventiva, pois ajuda a manter o perímetro da arcada, evitando o desvio mesial e lingual dos dentes molares e também o colapso lingual dos dentes anteriores. As esporas, ou seja, as projecções de arame, podem ser utilizadas como batentes distais aos dentes anteriores para evitar a sua inclinação ou migração distal na arcada. Estas ajudam a manter a simetria das linhas centrais, especialmente em casos de perda dentária unilateral.

Uma arcada lingual mandibular convencional não é recomendada na dentição primária porque os botões dentários dos incisivos permanentes desenvolvem-se e erupcionam um pouco lingualmente em relação aos seus precursores primários na arcada inferior. Por conseguinte, o fio que repousa adjacente aos incisivos primários pode interferir com a erupção da dentição permanente. Na dentição decídua com perda bilateral de dentes, são recomendados dois aparelhos de banda e alça.

Vantagens da arcada lingual: [17]

1)	É uma excelente fonte de ancoragem, pois incorpora a resistência de vários dentes.

2)	Permite o movimento individual livre dos dentes, mantendo o espaço nas áreas desejadas.

3)	Causa pouco ou nenhum incómodo ao doente.

4)	É menos volumoso do que o mantenedor de espaço em acrílico amovível.

5)	É menos visível do que os outros mantenedores do espaço.

6)	Serve como mantenedor de espaço para mais de um dente sucessivo na arcada.

Desvantagens da arcada lingual: [17]

1)	Tal como acontece com outros aparelhos fixos, o uso prolongado de bandas ortodônticas num dente pode facilitar a descalcificação do dente. Assim, sempre que possível, é preferível preferir os segundos molares decíduos para a colocação de bandas.

2)	O fio do arco pode ficar incrustado no tecido mole. Isto parece ocorrer com mais frequência em pacientes com má higiene oral.

3)	O fio pode ser distorcido pelas forças mastigatórias e deslocar os dentes para posições indesejáveis. Por isso, é necessário que o paciente retorne com frequência ao consultório dentário para fazer exames de controlo. O aparelho deve ser removido todos os anos e inspeccionado quanto a danos e utilidade futura, e depois recolocado em dentes que tenham recebido um tratamento tópico com flúor.

Tsamtsouris e George White (1977) discutiram um caso envolvendo aparelho de arcada lingual com perda bilateral de molares decíduos.

Tipos [26]

Os fios da arcada lingual podem ser fixados às bandas de duas formas.

- Por soldadura (tipo fixo) - Por sistema de fecho (tipo semi-fixo)

<u>**Arco lingual fixo.**</u>

Neste tipo, o fio da arcada é soldado diretamente às bandas. É utilizado principalmente quando não está planeado um movimento dentário ativo. A soldagem direta do fio às bandas tem várias vantagens;

> A zona de união pode ser contornada de forma suave.

> Os pacientes que usam este tipo de aparelho a longo prazo tendem a apresentar uma menor hipertrofia dos tecidos.

> É um aparelho mais robusto que requer menos controlo.

<u>**Componentes da arcada lingual fixa.**</u>

> Duas bandas cimentadas nos primeiros molares permanentes.

> Um fio de aço inoxidável que une as duas bandas

FABRICO DO APARELHO[26,36,45]

<u>**Construção**</u>

1. Seleccione os tamanhos de banda adequados para os primeiros molares permanentes ou as bandas são fabricadas à medida de cada molar.

2. Efetuar a moldagem de bandas totalmente assentes com um material de moldagem de alginato. Depois de feita a impressão, as ligaduras são cuidadosamente removidas com um removedor de ligaduras e são colocadas e estabilizadas na impressão na posição correcta.

3. A impressão é vertida na pedra com as bandas no sítio. O molde é cuidadosamente separado da impressão e é feita uma base plana para o molde.

4. É utilizado um fio de aço inoxidável de 0,036 polegadas para fazer a arcada lingual. O fio da arcada deve entrar em contacto com os incisivos permanentes erupcionados no cíngulo. Também deve estar localizado 1 a 2 mm lingualmente aos dentes posteriores para permitir a erupção normal dos bicúspides num plano vestibulolingual. Deve ser evitado o contacto do fio com os tecidos moles, uma vez que, caso contrário, pode formar-se tecido sobre o fio. O fio do arco deve encontrar a banda na cúspide mesiolingual. O fio deve manter um contacto de 3 a 4 mm com a superfície lingual da banda para proporcionar uma junta de solda longa.

5. O fio acabado é mantido no lugar com gesso na região dos incisivos.

6. O fio do arco é soldado às bandas utilizando fluxo de solda e maçarico de soldadura.

7. Utilizando uma peça de mão reta de baixa velocidade e uma pedra, as juntas soldadas são

suavemente contornadas e polidas.

8.   Experimentar o aparelho. Colocar o aparelho na boca e certificar-se de que;

a.   O arame não afecta os tecidos moles.

b.   Não há interferência oclusal.

c.   O fio é passivo.

Para evitar problemas causados pelo uso de arcos linguais, como movimentos indesejáveis dos dentes, o aparelho deve ser sempre verificado quanto à passividade. Um método para verificar a passividade é experimentar o aparelho, passar o fio dental entre o tecido e o fio e arrastar o fio entre o fio e os dentes incisivos. Se o fio dental não passar facilmente entre os dentes e o fio, então é muito provável que o aparelho esteja ativo.

9.   Limpar e secar os dentes do pilar e cimentar a banda com fosfato de zinco ou cimento de ionómero de vidro e remover o excesso de cimento.

10.   Colocar a criança num programa de recolha periódica para verificar se existem bandas soltas e para se certificar de que
o fio lingual não está a impedir a erupção dentária ou a colidir com os tecidos moles.

PASSOS NA CONSTRUÇÃO DA ARCADA LINGUAL:

http://books./ google.co.in

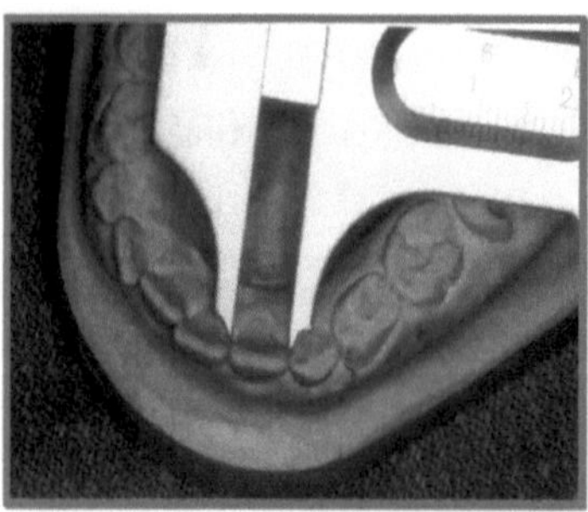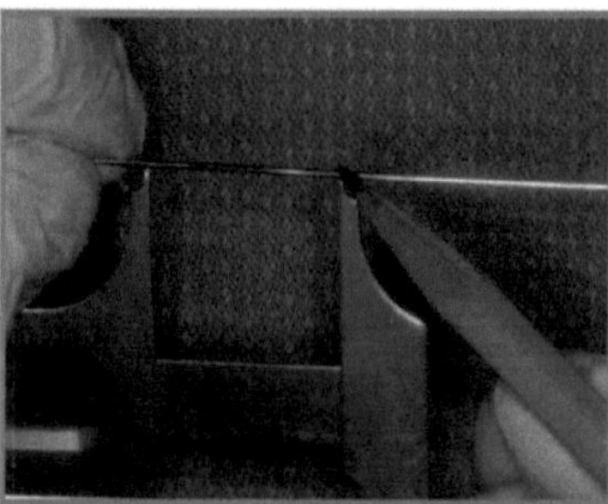

Figura 17.1 Medição do diâmetro mesiodistal do fio

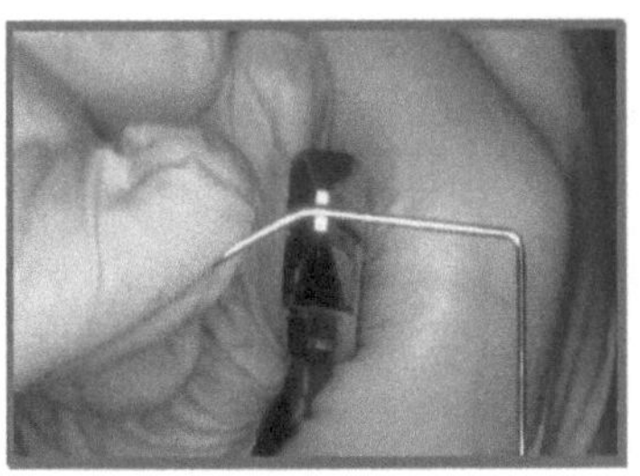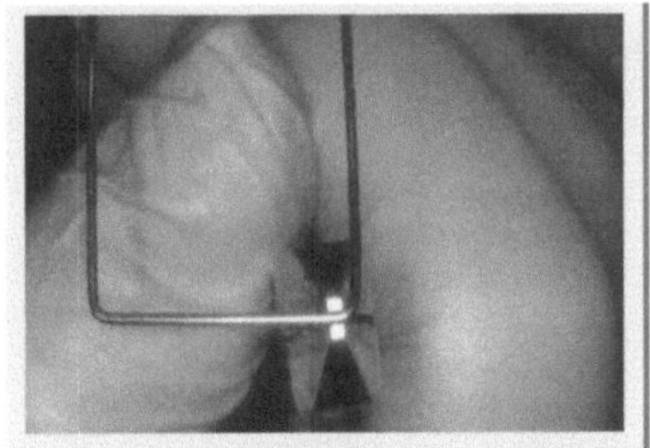

Figura 17.2 Curvatura de 90°

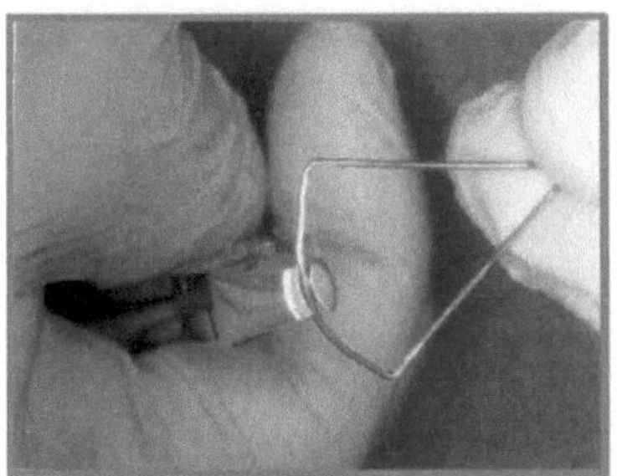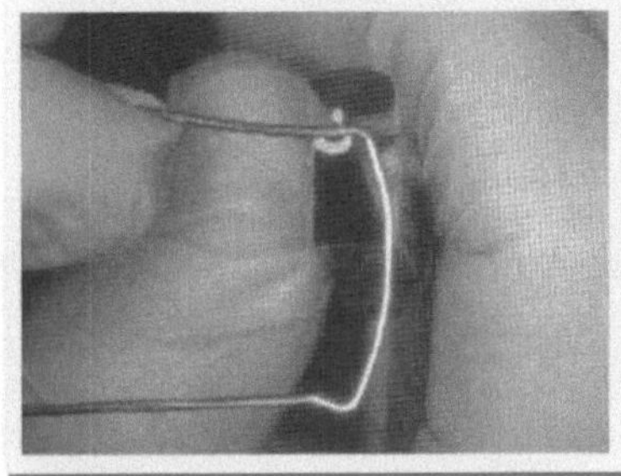

Figura 17.3 Curvatura do componente horizontal anterior

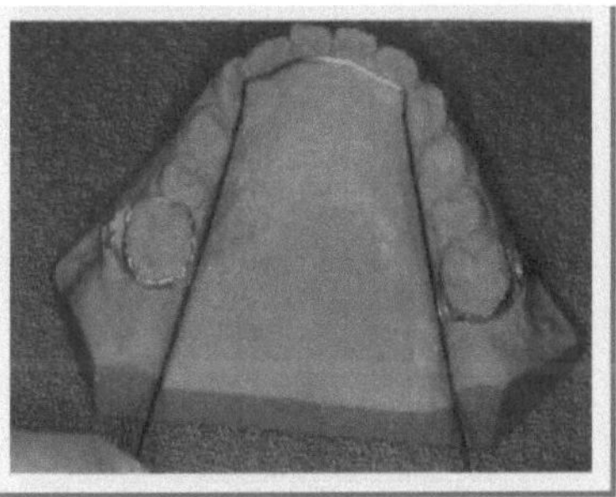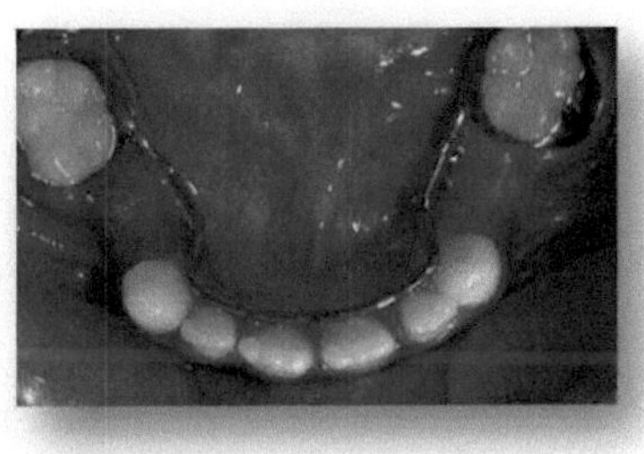

Figura 17.4 a) fio de ajuste no gesso, b) arcada lingual completa.

MANTENEDOR DE ESPAÇO SOLDÁVEL DA ARCADA LINGUAL:

Chawla et al, em 1984, apresentaram uma modificação do mantenedor de espaço da arcada lingual. De acordo com eles, o mantenedor de espaço da arcada lingual convencional, utilizado em casos de perda bilateral de molares decíduos, requer a soldadura do fio no lado lingual da banda e também dos esporões dos caninos. Com os desenhos actuais, o fio pode ser soldado no lado vestibular da banda, em vez de ser soldado, e o desenho do fio duplo posterior proporciona resistência suficiente. Além disso, as rolhas caninas são feitas com o mesmo fio, simplificando assim a construção.[12,13]

<u>**Modificações da arcada lingual fixa**</u>

1. Podem ser colocadas anilhas de ajuste em U mesiais aos primeiros molares permanentes, de modo a permitir algum ajuste do comprimento. Também podem ser utilizados para recuperar espaço.[64]

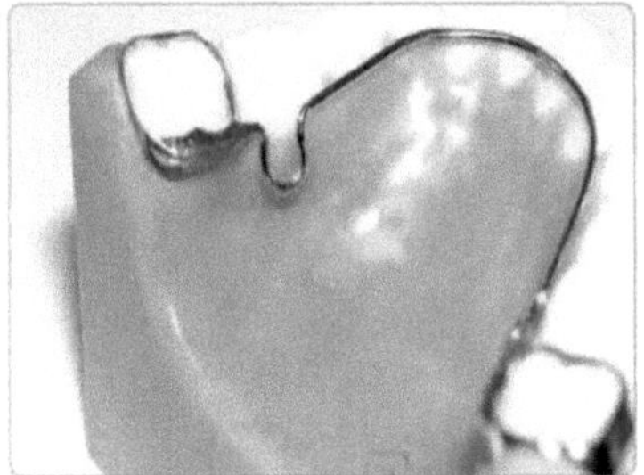

Figura 18 Arco lingual em U

http://www.torontochildrensdentist.ca/space-maintainers.htm

2. A adição de "esporões" caninos distais às cúspides decíduas é uma modificação simples que ajuda a manter o comprimento antero-posterior em ambas as extremidades da arcada.[64]

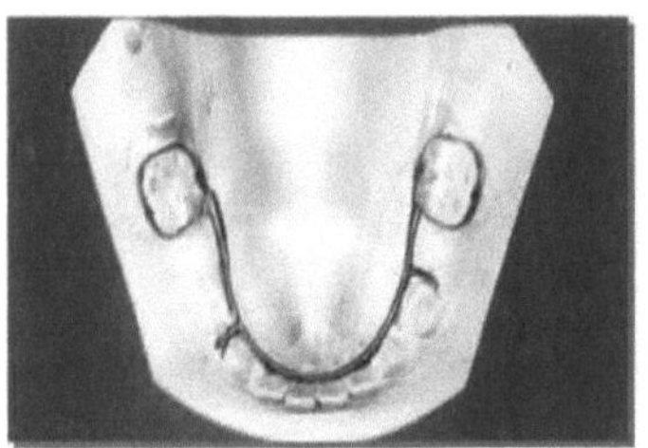

Figura 19 esporões caninos

http://www.torontochildrensdentist.ca/space-maintainers.htm

3. **Konstantinos F et al (1998) sugeriram** que duas pequenas alças ómega devem ser feitas no fio do arco na área das cúspides. O objetivo destes loops ómega é evitar a interferência entre o fio do arco e as cúspides, que migram distalmente para o

espaços primatas.[64]

<u>**Arco lingual semi-fixo**</u>

> Tem uma coluna vertical de precisão soldada em ângulo reto às extensões distais, que encaixam em tubos de precisão na superfície lingual das bandas molares e são mantidas juntas por um fio de bloqueio.

> Mais utilizado para o movimento ativo quando a inclinação do molar é inferior a 5 graus, uma vez que permite uma fácil remoção e ajuste.

> As arcadas linguais removíveis são mais propensas a quebras e perdas porque utilizam retenção por fricção em vez de juntas de solda e porque os fios da arcada lingual têm normalmente curvas agudas que ajudam a formar algum tipo de mecanismo de fixação ou bloqueio. As curvas apertadas enfraquecem os fios ao introduzirem pontos de tensão elevados.[64]

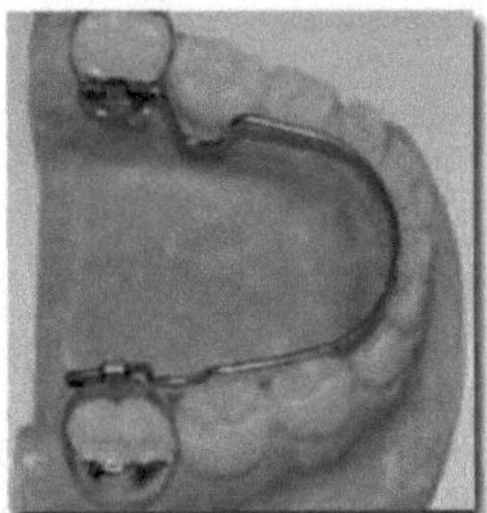

Figura 20 Arcada lingual semifixa

(http://www.torontochildrensdentist.ca/space-maintainers.htm)

Modificações da arcada lingual semi-fixa.

> Podem ser incorporadas molas auxiliares para efetuar pequenos movimentos dentários.

> Arco lingual em laço; um ou dois laços podem ser incorporados mesialmente ao primeiro molar permanente. É utilizado para movimentos dentários limitados.

> Arcos linguais em anel de Ellis; estes são arcos linguais pré-formados. Estas poupam tempo e, uma vez que são pré-formadas, os possíveis pontos de fratura são reduzidos ao mínimo.[64]

APARELHOS DE ARCO PALATINO:

Os arcos palatinos são concebidos para evitar a migração mesial dos molares superiores. Eles diferem do lingual mandibular que não só previne a migração mesial, mas também o colapso lingual ou inclinação dos dentes incisivos. Semelhante ao fio do arco lingual, os fios do arco palatino também são construídos com fio de pelo menos 0,036 polegadas de diâmetro.[38]

Arco de suporte palatino de Nance:

É um aparelho **fixo maxilar, bilateral, não funcional e passivo.**

O arco de Nance é simplesmente um arco lingual maxilar que não contacta com os dentes anteriores, mas aproxima-se do palato anterior. A porção palatina aproxima-se de um botão de acrílico que entra em contacto com o tecido palatino, o que teoricamente oferece resistência ao movimento anterior dos dentes posteriores.[56]

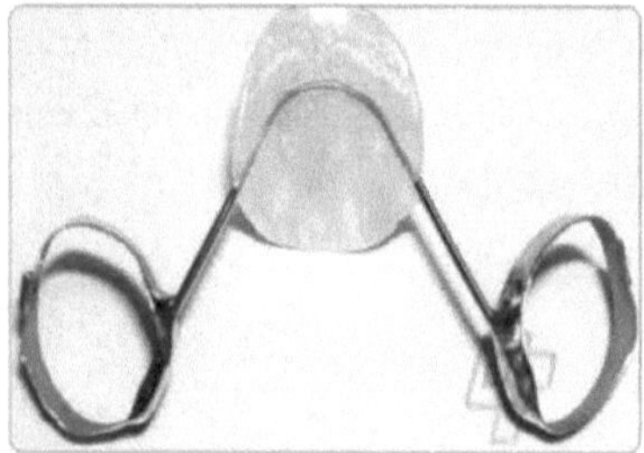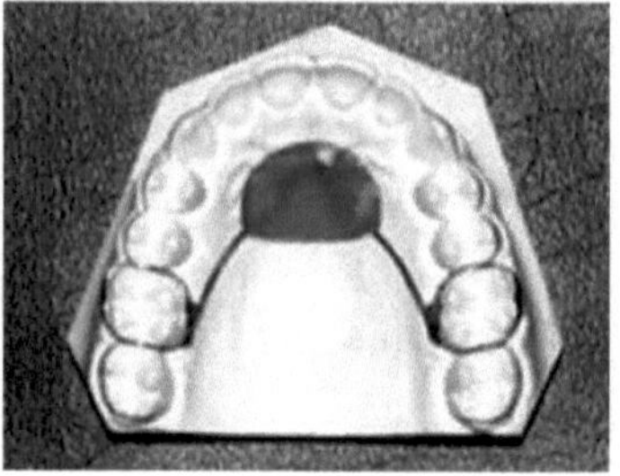

Figura 21 Arco palatino de nance com botão de acrílico

(http://www.dentistry.utoronto.ca/dpes/paediatric/patients/space-management)

Indicações. [17]

1.   A arcada palatina de Nance pode ser utilizada para manter a posição dos primeiros molares superiores permanentes quando há perda prematura bilateral dos dentes decíduos, sem perda de espaço na arcada e com uma análise favorável da dentição mista.

2.   Também pode ser utilizado na dentição decídua, uma vez que pode ser construído para repousar

dos incisivos.

3.   Se a manutenção do espaço for combinada com hábitos como o impulso da língua, etc., também pode ser utilizada para quebrar o hábito, incorporando esporas no botão acrílico.

Contra-indicações.[17]

1.   Lesões palatinas.

2.   Se um dos primeiros molares permanentes não tiver erupcionado.

3.   Crianças com problemas médicos, como atraso mental ou epilepsia, etc.

Construção.

As bandas são colocadas nos dentes molares superiores e é feita uma impressão e um molde em pedra.

O fio do arco palatino, fio de aço inoxidável de 0,036 polegadas, tem a forma de U, estendendo-se desde a lingual das bandas molares até uma posição coincidente com o ponto mais profundo e anterior no meio do palato duro.

Na zona das rugas, deve ser incorporada uma pequena dobra em forma de U, que fica a cerca de 1-2 mm de distância do tecido mole. A dobra aumenta a retenção do acrílico no fio. O resto do fio é dobrado para se conformar com a abóbada palatina, estendendo-se posteriormente para contactar passivamente com a superfície lingual dos molares em banda. O fio da arcada não deve ficar encostado à superfície dos molares primários, uma vez que os bicúspides sucessores são normalmente mais largos para vestibular e o fio poderia desviá-los da sua posição natural.

O botão de acrílico é colocado normalmente na porção descendente da abóbada palatina. O botão tem cerca de 0,5 polegadas de diâmetro e assenta contra os tecidos palatinos. O botão tem como objetivo distribuir as forças pela área palatina, de modo a que o fio não se introduza nos tecidos.[26]

Desvantagens. [17]

O arco de Nance é um mantenedor de espaço eficaz, mas a irritação dos tecidos moles pode ser um problema. A porção acrílica pode ficar incrustada no tecido mole se o tecido palatino hipertrofiar devido a uma má higiene oral ou se o aparelho estiver distorcido.

APARELHO DE ARCO TRANSPALATAL

Mais recentemente, a arcada Transpalatal tem sido recomendada para estabilizar os primeiros molares permanentes superiores quando os molares primários necessitam de extração. O aparelho não possui um botão de acrílico. A sua eficiência parece ser obtida através da sua rigidez. Embora nenhum estudo tenha sido publicado para demonstrar a eficácia desse aparelho, foi observado clinicamente que ele mantém satisfatoriamente os primeiros molares permanentes em posição.[38]

Este aparelho é bilateral, fixo, passivo e não funcional.

Indicações: A melhor indicação para a arcada transpalatina é quando um lado da arcada está intacto e faltam vários dentes decíduos do outro lado. Também é indicada quando os molares decíduos estão perdidos bilateralmente. No entanto, existe a controvérsia de que, apesar da arcada transpalatina, ambos os molares permanentes podem inclinar-se anteriormente e, nesses casos, é preferível uma arcada lingual convencional ou uma arcada de contenção palatina de Nance. O aparelho foi concebido para evitar que os molares girem em torno das raízes palatinas, que é o primeiro movimento que resulta na perda de espaço no perímetro da arcada.[6,17]

Construção: A construção da arcada transpalatina foi descrita por Hill et al (1975) e Tsamtsouries e George E. White (1977). A arcada transpalatina atravessa diretamente a abóbada palatina, evitando o contacto com os tecidos moles. Durante o procedimento clínico inicial, as bandas são colocadas nos dentes molares. A impressão é feita e o molde é feito com as bandas molares. Durante o procedimento laboratorial, um fio redondo padrão de 0,036 polegadas ou 0,040 polegadas é dobrado para confirmar o contorno palatino e estender-se em direção à superfície palatina das bandas. À medida que se aproxima da parte mesial do local palatino da banda, o fio deve ser dobrado para a parte distal da banda para assegurar uma melhor articulação. O fio deve ser soldado por pontos à banda para assegurar um ajuste mais preciso, seguido de uma junta de solda na junção da banda molar e do fio. De seguida, o fio deve ser tratado termicamente para o tornar passivo. Finalmente, o aparelho deve ser polido e preparado para a inserção.[26]

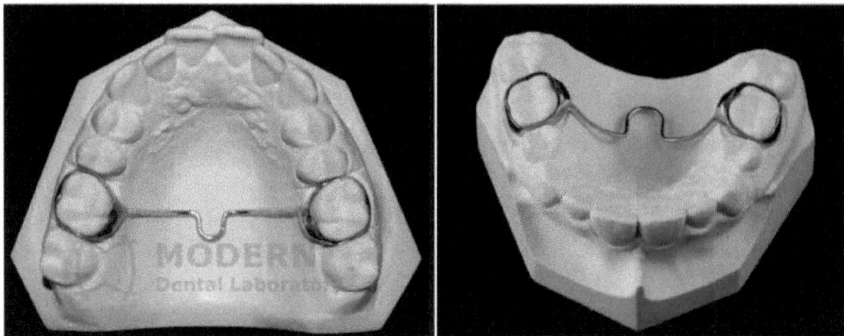

Figura 22 Arco transpalatal

http://cudental.creighton.edu/images/Distal%20shoe.jpg

MANTENEDOR DO ESPAÇO DISTAL DO SAPATO

(aparelho intra-alveolar ou de orientação da erupção)

Um dos primeiros desenhos de mantenedores de espaço para sapatas distais era o ouro fundido ou sapata distal Willet. Este aparelho é raramente utilizado atualmente devido ao aumento do custo dos materiais, às dificuldades na preparação dos dentes e aos procedimentos de fabrico mais complicados. O aparelho terá um tipo de barra de extensão no alvéolo para guiar o primeiro molar permanente.[15]

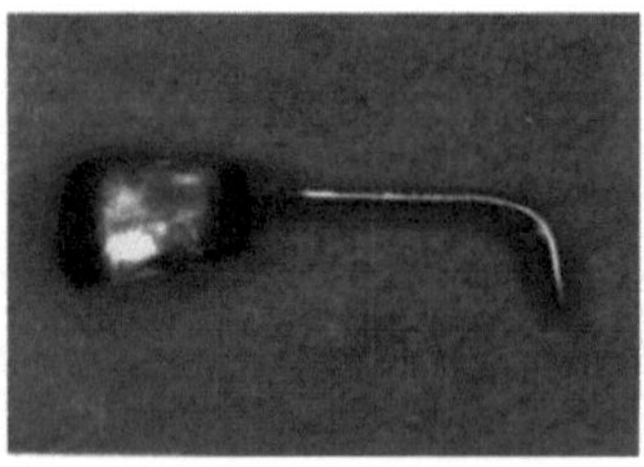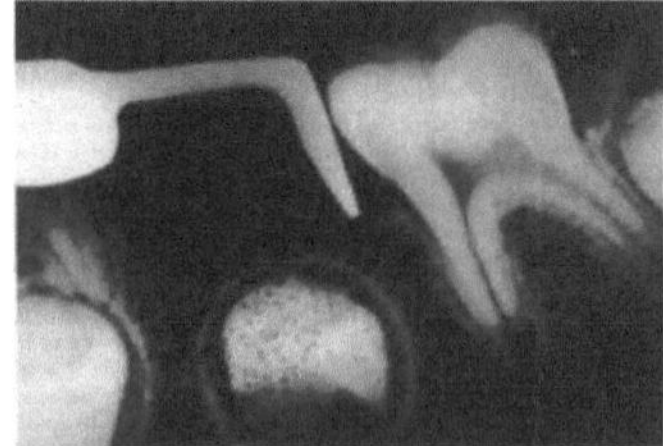

Figura 23 a. Aparelho distal para calçado b. Vista radiográfica do aparelho distal para calçado

http://cudental.creighton.edu/images/Distal%20shoe.jpg

O aparelho que está a ser utilizado atualmente é o sapato distal de Roche ou modificações do mesmo utilizando aparelhos de coroa e banda com uma extensão intragengival distal.

A principal diferença entre os dois aparelhos é a extensão intra-alveolar. O aparelho Roche oferece uma extremidade em forma de V. Em comparação com o tipo de barra, a forma em V oferece uma superfície mais ampla e ajuda a evitar rotações. A superfície mais larga também oferece uma maior probabilidade de sucesso se o dente não irrompido estiver posicionado para vestibular ou lingual na arcada dentária. O aparelho de sapata distal é também conhecido como aparelho intra-alveolar. A superfície distal da raiz do segundo molar primário serve de guia para o primeiro molar permanente não irrompido. Quando o segundo molar primário é removido antes da erupção do primeiro molar permanente, o aparelho intra-alveolar permite um maior controlo do percurso de erupção do dente não irrompido e evita a migração mesial indesejável.[36]

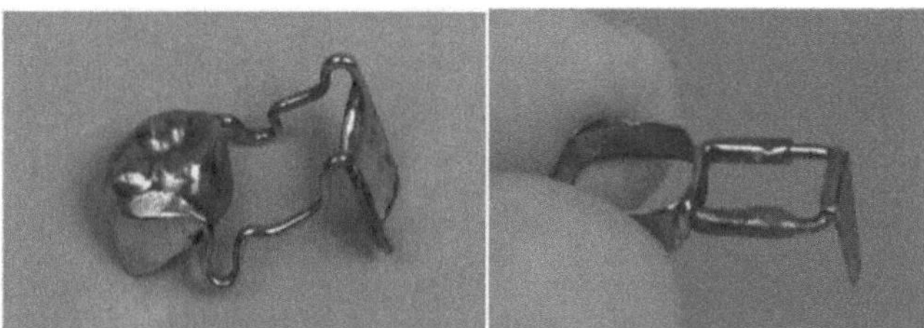

Figura 24 a. coroa com aparelho de guia de sapata distak (com barra horizontal) b. modificado aparelho de guia de sapata distal (com barra horizontal)

http://www.columbia.edu/itc/hs/dental/d7710/client edit/space-mgmt.pdf

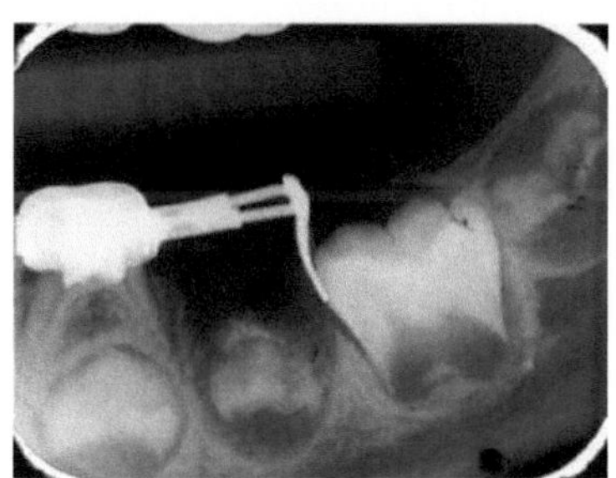

Figura 25 Vista radiográfica

http://www.columbia.edu/itc/hs/dental/d7710/client edit/space-mgmt.pdf

Indicação:

O aparelho de sapato distal é indicado quando o segundo molar primário é extraído ou perdido antes da erupção do primeiro molar permanente.

As causas de perda prematura ou extração podem dever-se a uma terapia pulpar mal sucedida, reabsorção avançada, destruição óssea periapical, coroa não restaurável devido a uma destruição cariosa extensa, erupção ectópica do primeiro molar permanente ou anquilose.[15,34]

Contra-indicações:

1)	Pilares inadequados devido a perdas múltiplas de dentes.

2)	Má higiene oral ou falta de cooperação dos pais e do doente.

3)	Doentes medicamente comprometidos, como doentes com doenças cardíacas congénitas, problemas renais, diabéticos juvenis, história de febre reumática, debilitação generalizada e hemofílicos.

4)	Falta congénita do primeiro molar permanente (raro).[34]

Construção:

Utilizando o primeiro molar primário como pilar, é adoptada a banda de aço inoxidável. Se a morfologia do dente não permitir uma fácil colocação e adaptação da banda, então o dente é preparado para uma coroa de aço inoxidável que é cuidadosamente contornada e cimentada. A coroa de aço inoxidável proporciona um contorno desejável para a colocação da banda de aço inoxidável.

A banda é colocada sobre a coroa de aço inoxidável ou o dente pilar. É efectuada uma moldagem composta, a banda é removida e colocada na moldagem e é preparado um modelo em gesso.[34]

Construção do laço:

A ansa de suporte de tecido é então contornada com um fio de 0,040 polegadas que se estende distalmente e para dentro da abertura preparada no modelo. As extremidades livres da ansa são soldadas à banda ou, em alguns casos, diretamente à coroa.[38]

Posição e largura da extensão distal:

A principal função do aparelho de sapata distal é fornecer um plano-guia para o caminho de erupção do primeiro molar permanente não irrompido. Para cumprir este objetivo com sucesso, é necessário conhecer as trajectórias normais de erupção do primeiro molar permanente maxilar e mandibular.[61]

Os primeiros molares permanentes mandibulares e maxilares diferem marcadamente nas suas trajectórias de erupção. O caminho normal de erupção do primeiro molar permanente mandibular é na direção mesial e lingual, erupcionando contra a superfície distal do segundo molar primário, usando-o como um suporte para se guiar para a posição. Em contraste, o primeiro molar permanente superior erupciona em direção distal e facial até encontrar resistência muscular. Em seguida, erupciona na direção mesial até entrar em contacto com a superfície distal do segundo molar primário.[61]

Como a erupção dos primeiros molares permanentes da mandíbula e do maxilar são diferentes, o desenho e a colocação da extensão distal do aparelho serão diferentes nas arcadas superior e inferior. Na arcada inferior, a área de contacto da extensão distal deve ter uma ligeira posição lingual sobre a crista do rebordo alveolar, de modo a envolver a área de contacto mesial do primeiro molar permanente quando este inicia os seus movimentos mesiais e linguais. Por outro lado, a área de contacto da extensão distal do aparelho maxilar deve ser ligeiramente facial à crista do rebordo alveolar. Estas considerações são importantes para evitar que o molar permanente em erupção escorregue em contacto com o aparelho.[62]

Uma radiografia oclusal é útil para verificar a colocação facio-lingual da extensão gengival.

Existe também uma tendência para o primeiro molar permanente em erupção deslizar em contacto com o aparelho quando a largura da extensão gengival é demasiado estreita. A largura deve aproximar-se da área de contacto normal da superfície distal do segundo molar primário a ser substituído.[61]

Comprimento da extensão distal (barra horizontal):

Outra decisão a ser tomada é determinar o comprimento adequado da extensão distal do aparelho. O problema é um pouco simplificado quando o segundo molar primário ainda está presente para servir de guia no modelo de trabalho. Neste caso, o segundo molar primário deve ser mantido, se possível, até que o aparelho esteja pronto para ser selado.[6]

Se o segundo molar primário já estiver ausente, recomenda-se que se meça numa radiografia a distância entre a superfície distal do primeiro molar primário e a superfície mesial do primeiro molar permanente não irrompido. Um problema pode surgir ao confiar inteiramente nesta medida. Uma vez que a coroa em desenvolvimento do primeiro molar permanente, especialmente na arcada inferior aos três e quatro anos de idade, está normalmente numa posição mais distal antes da sua erupção, o dente pode ser forçado a erupcionar demasiado para distal. Na arcada inferior, um aparelho construído apenas com base na medida radiográfica poderia forçar o primeiro molar permanente a irromper numa relação molar de classe II. A melhor abordagem para determinar a extensão distal do aparelho quando o segundo molar primário está ausente é registar a largura mesiodistal do segundo molar primário oposto, se presente, e compará-la com a medida radiográfica. Portanto, não é necessário, em todos os casos, estender o aparelho até a superfície mesial do primeiro molar permanente.[36]

Profundidade da extensão gengival (barra vertical):

Outra determinação a ser feita na construção do aparelho é a profundidade intra-alveolar da extensão gengival. Se a extensão for deixada demasiado longa, pode causar danos ao segundo molar em desenvolvimento. Se a extensão for demasiado curta, o primeiro molar permanente pode irromper por baixo do aparelho. Para técnicas de construção indireta, uma boa radiografia pré-operatória, ligeiramente subexposta para mostrar a espessura dos tecidos moles sobrejacentes, ajudará a determinar a profundidade do sulco a ser cortado no modelo de trabalho para a construção da extensão gengival. A extensão gengival do aparelho deve ser construída para se estender cerca de 1mm (Hicks) abaixo da crista marginal mesial do primeiro molar permanente ou apenas o suficiente para "capturar" a sua superfície mesial quando o dente erupciona e avança.[15]

Colocação de aparelhos:

De seguida, o aparelho é removido do modelo e o V da extensão de tecido é preenchido e soldado com pedaços de fio de 0,040 polegadas. Se o segundo molar primário tiver sido extraído anteriormente e o lado da extração estiver cicatrizado, forma-se um bordo de faca no ápice do V. A sapata distal afiada pode ser colocada através de uma área esterilizada e anestesiada do rebordo. Se o aparelho for entregue no momento da extração, a extensão intragengival é apenas polida e não afiada.[8]

Antes da colocação final do mantenedor na boca, é tirada uma radiografia para determinar se a extensão do tecido do aparelho está em relação correcta com o primeiro molar permanente não irrompido. Os ajustes finais no comprimento e contorno da sapata distal podem ser feitos nesta altura.[15]

Para os casos em que a sapata distal é contra-indicada, existem duas possibilidades de tratamento: 1) deixar o dente erupcionar e recuperar o espaço mais tarde ou 2) usar um aparelho fixo ou removível que não penetre no tecido, mas que exerça pressão na crista mesial ao molar permanente não irrompido. Carroll e Jones relataram três casos em que um aparelho de pressão, removível ou fixo, foi utilizado para guiar o molar permanente durante a erupção.[61]

De acordo com Barber, o aparelho tornou-se controverso e caiu em desgraça nos últimos anos. Em primeiro lugar, há relatos de trauma e danos aos dentes permanentes não irrompidos pelo aparelho ou procedimento. Em segundo lugar, considera-se que a erupção normal do primeiro molar permanente inferior raramente entra em contacto com a superfície da raiz do segundo molar decíduo e não utiliza a raiz para orientar a erupção. Em vez disso, o primeiro molar permanente inferior erupciona normalmente em ala oclusal para contactar primeiro a superfície distal da coroa do molar decíduo e utiliza-a como suporte para se endireitar e estabelecer uma posição mesial. Neste caso, considera-se que um aparelho é necessário apenas para substituir e simular a superfície distal da coroa do molar decíduo perdido.[34]

Na arcada maxilar, só é necessário substituir de forma semelhante a coroa do segundo molar decíduo em falta por alguma forma de extensão distal, um laço, uma barra ou um dente acrílico.

Uma vez que o primeiro molar permanente superior erupciona primeiro distalmente, afastando-se da arcada até as pontas das cúspides entrarem na boca, e depois oscila mesialmente para entrar em contacto com a superfície distal da coroa do molar decíduo, não é necessário considerar um aparelho que se insira no tecido.[34]

Levit (1971) mostra um método alternativo para a construção de um mantenedor de espaço distal de sapata, em que o segundo molar decíduo é removido e a raiz mesial é esmerilhada. Depois o dente é colocado numa impressão previamente tirada. Depois de o gesso ter assentado, o molar decíduo com a raiz distal é removido e a sapata distal é diretamente dobrada para baixo até à superfície distal do alvéolo distal artificial. Isto elimina a necessidade de alguns ajustes na boca e de alguma exposição aos raios X.[15]

Uma vez que o primeiro molar permanente tenha erupcionado, o espaço para o segundo pré-molar deve ser mantido por mais três a quatro anos. Para um período mais longo, duas bandas e uma barra são provavelmente melhores do que a banda única e o mantenedor de anéis. Temos de nos lembrar também que, durante este período de tempo, o primeiro molar decíduo, com a sua banda ou coroa, será provavelmente perdido antes de o segundo pré-molar estar pronto para erupcionar. Nesses casos, o mantenedor de espaço deve ser preparado dando uma banda ao primeiro molar permanente e um laço. Um mantenedor de espaço da arcada lingual também pode ser dado para esses casos.[15]

Beaver et al, em 1967, descreveram um "aparelho para orientação de molares". Neste caso, uma coroa de aço inoxidável é adaptada ao dente pilar, é efectuada uma impressão e a coroa é transferida para o molde. Os tubos bucais (0,036 polegadas) são soldados às superfícies labial e lingual da coroa de aço inoxidável. O tubo vestibular é colocado num plano horizontal e o tubo lingual numa posição vertical. O fio ortodôntico (0,032) é adaptado à crista onde o segundo molar decíduo foi cortado do molde com uma faca de laboratório. O fio é inserido no tubo vestibular e a porção lingual é dobrada em ângulos rectos para encaixar no tubo vertical. Um fio loklite é soldado para manter o laço no sítio. O sapato alveolar distal é então soldado ao fio, para guiar o molar permanente não irrompido para a posição correcta.[61]

O segundo molar decíduo é então extraído numa consulta subsequente e o sapato distal removível é inserido. O aparelho é inserido pelo lado bucal, colocando o fio através do tubo bucal horizontal, balançando a porção lingual no tubo vertical e, em seguida, travando o aparelho no lugar.[8]

Depois de o molar permanente estar completamente erupcionado, é aconselhável remover o aparelho e soldar um laço na superfície oclusal do fio para manter o molar permanente na vertical. Um aparelho alternativo é um mantenedor de espaço de banda e laço com a banda cimentada ao molar permanente.[34]

Psaltis e Fischer (1982) sugeriram "um aparelho para manutenção do espaço e orientação dos molares.

Uma combinação de arco lingual e aparelho de sapata distal foi sugerida para uso em pacientes nos quais ambos os molares primários foram perdidos. No tratamento de uma menina de 4 anos e meio, os primeiros molares primários inferiores e um segundo molar primário foram extraídos porque não eram restauráveis. O forte reflexo de vômito da paciente impediu o uso de um aparelho removível.[36]

Um aparelho combinado foi desenhado para manter a posição do segundo molar primário remanescente e fornecer orientação para o molar permanente não irrompido no lado oposto. O segundo molar primário direito foi colocado com uma banda ortodôntica, e o canino primário esquerdo foi preparado para receber uma coroa de aço inoxidável. Um fio ortodôntico foi colocado e estendido desde a conexão lingual soldada na banda até o canino, de forma típica de um fio lingual passivo. Em seguida, foi estendido de volta ao molar não irrompido em ambos os lados vestibular e lingual da crista alveolar edêntula. A extensão foi soldada à coroa do canino. Foi construída uma barra dupla para fornecer suporte extra para a longa extensão de extremidade livre.[26]

O aparelho foi modificado com a remoção do fio bucal após o aparecimento de tecido hiperplástico na mucosa bucal. O aparelho foi mantido até a erupção dos dois molares permanentes, quando então todos os fios existentes foram cortados da coroa do canino e um arco de contenção lingual passivo foi colocado. Apesar de o aparelho não proporcionar oclusão para os dentes opostos, não ocorreu nem se previu a erupção excessiva dos molares superiores.[26]

Chawla et al (1984 - 1985) sugeriram modificações no mantenedor de espaço distal da sapata, colocando laços nos braços horizontais do mantenedor de espaço. Estes laços permitirão os ajustes precisos necessários para a colocação exacta do sapato distal contra o primeiro molar permanente. Primeiro, em 1984, sugeriram anéis verticais e, em 1985, anéis horizontais em vez de verticais, o que evita o impacto das almofadas gengivais, por vezes observado com o mantenedor de espaço com anéis verticais.[34]

Theodore P. Croll (1980) relatou um caso de manutenção do espaço de extensão distal utilizando uma coroa de aço inoxidável, uma bainha soldada e uma ansa de arame.

Maxilar 2nd molares decíduos foram aconselhados para extração. Decidiu-se efetuar restaurações com coroas de aço inoxidável nos primeiros molares primários superiores e colocar fios de aço inoxidável para a extensão distal, mantenedores do espaço intra-alveolar. O aparelho deveria ser colocado na altura da extração dos respectivos segundos molares primários. Com a intenção de criar um aparelho ajustável, foi planeada uma bainha horizontal para a face vestibular da coroa do primeiro molar superior direito.[15]

Técnica:[15,26,34]

1) Foi efectuada uma impressão e foi aplicado um modelo em gesso de presa rápida. O segundo molar primário direito foi cortado do modelo e foi feito um sulco no gesso para vestibular na localização presumida do aspeto mesial do primeiro molar permanente. A estimativa da posição do molar permanente foi determinada por medição radiográfica.

2) Um fio de aço inoxidável 0,036 foi dobrado para se estender a partir da bainha soldada, através do espaço edêntulo, submergindo intra-alveolar com a sua extremidade distal e contornando o aspeto mesial do primeiro molar permanente. O fio incluía um laço no seu curso para facilitar a ligação à bainha e também para permitir o ajuste do comprimento do fio se a estimativa original fosse imprecisa.

3) Com infiltração de anestésico local, a coroa de aço inoxidável com a bainha vestibular foi adaptada, mas não cimentada, no primeiro molar primário direito.

4) O segundo molar primário foi extraído e a hemostasia foi obtida com esponjas de gaze humedecidas. O segundo molar primário apresentava destruição completa da raiz distobucal e reabsorção avançada das restantes raízes. O aspeto mesial do primeiro molar permanente foi observado no local da extração.

5) O fio de aço inoxidável foi inserido na bainha, ligado firmemente com um fio de ligadura 0.010, e o aparelho foi posicionado no primeiro molar primário preparado. A extensão do fio revelou-se demasiado curta, mas após vários pequenos ajustes no comprimento e na posição, o fio assentou intra-alveolarmente contra o primeiro molar permanente. Através da observação clínica do local da extração e da medição radiográfica do segundo pré-molar, foi determinado que o fio não precisava de ser ativado para recuperar espaço.

O processo de cicatrização decorreu sem complicações e, em seis meses, os primeiros molares permanentes superiores foram observados, erupcionados e mantidos na posição correcta pelos respectivos fios. Nessa altura, foi fabricado um aparelho de suporte da arcada palatina superior.

Os aparelhos deste caso foram projetados para funcionar como dispositivos provisórios até que os primeiros molares permanentes pudessem ser dobrados para um aparelho de contenção da arcada palatina superior.

Sheryl B. Hunter (1989) relatou um caso de mantenedor de espaço com o aparelho de Garcia-Godoy.

O aparelho de Garcia-Godoy consiste num fio de aço inoxidável que se estende para distal a partir das superfícies vestibular e lingual do primeiro molar decíduo. Uma ansa em U de cada lado estende-se ao longo do espaço edêntulo, submergindo subgivalmente, e uma pequena ansa de cada lado contacta com a superfície mesial dos primeiros molares permanentes. Garcia-Godoy sugeriu que, para evitar a perda de ancoragem durante a ativação, o primeiro ou segundo molar decíduo contra-lateral também poderia ser usado como dentes pilares.

As vantagens deste aparelho em relação ao tradicional tipo de sapato distal são que a sua construção e inserção são tão simples como as de um aparelho de banda e argola, é ajustável e pode ser ativado para recuperar pequenas quantidades de espaço ou para corrigir a inclinação mesial do molar e proporciona uma ancoragem suficiente para recuperar pequenos espaços.

Resina composta reforçada com fibra de vidro[54]

Com os avanços tecnológicos, têm sido feitas tentativas para utilizar materiais mais recentes no fabrico de mantenedores espaciais. Um desses materiais é a resina composta reforçada com fibra de vidro (GFRCR; everStick C e B®, Stick Tech Ltd., Turku, Finlândia) [Figura 1]. Este material é um produto translúcido, semi-manufaturado, feito de fibra de vidro. Embora as resinas compostas reforçadas com fibras tenham sido desenvolvidas para uso dentário, a sua aplicação na prática dentária pediátrica é ainda limitada. A GFRCR tem sido utilizada para fazer estruturas de pontes e coroas, em pontes ligadas com resina, para esplintagem permanente, em próteses removíveis e como postes intracanais. O GFRCR poderia ser uma alternativa ao mantenedor de espaço convencional e comummente utilizado, o band-and-loop.

Técnica de aplicação do GFRCR

Para determinar o comprimento do GFRCR necessário, a distância entre o ângulo da linha mesiovestibular do canino primário e o ângulo da linha distovestibular do segundo molar primário foi medida usando um paquímetro digital. Após a administração de anestesia adequada, o isolamento foi efectuado com um dique de borracha e sucção. Ambos os dentes pilares (canino primário e segundo molar primário) foram limpos com

Os dentes foram enxaguados, secos ao ar e humedecidos com um adesivo (Adper Single Bond-2® 3M) que foi fotopolimerizado durante 20 s. Esta aplicação foi repetida 2 a 3 vezes para evitar a formação de espaços de contração. Foi aplicada uma camada fina de compósito fluido (Filtek Z350® 3M) nas superfícies vestibulares do dente pilar sem fotopolimerização. O comprimento cortado do GFRCR foi colocado sobre este compósito fluido, estendendo-se desde a face vestibular do segundo molar primário até à face vestibular do canino primário. As extremidades da fibra foram adaptadas às superfícies dos dentes com um instrumento de enchimento de plástico. A polimerização preliminar foi efectuada individualmente em cada extremidade da estrutura de fibra durante 40 s, durante os quais a outra extremidade foi protegida da fonte de luz. Foi aplicada uma camada adicional de compósito fluido sobre a área onde a fibra encostava à superfície do dente e esta foi fotopolimerizada durante 40s. Um procedimento semelhante foi repetido no aspeto lingual dos dentes pilares. Qualquer fibra descoberta foi ainda coberta com compósito fluido. O mantenedor de espaço foi verificado quanto à folga gengival e à interferência oclusal. O acabamento foi efectuado com brocas de acabamento em compósito. Finalmente, de acordo com as instruções do fabricante, o agente de ligação foi aplicado sobre a estrutura de fibra e fotopolimerizado em vários pontos para efeitos de reativação.

9. MANTENEDORES DE ESPAÇO AMOVÍVEIS

MANTENEDOR DE ESPAÇO AMOVÍVEL

Os mantenedores de espaço amovíveis são os aparelhos concebidos para serem facilmente removidos para limpeza e/ou ajustamento. As vantagens e desvantagens dos aparelhos removíveis foram discutidas anteriormente.[15]

Os aparelhos removíveis de acrílico, utilizados para manter o espaço, têm um lugar limitado na prática diária. Num estudo de quatro anos envolvendo 226 mantenedores de espaço, apenas quatro (2 por cento) eram do tipo removível (Hill et al, 1975). Nenhum dos quatro aparelhos estava presente ao final de seis meses: dois foram perdidos, um quebrado, e um voltou a ser perdido devido à migração da criança daquele local. Esta elevada taxa de insucesso demonstra os problemas na utilização de aparelhos removíveis em crianças. A necessidade de fazer uma avaliação pré-operatória exacta da capacidade de cooperação da criança para usar os aparelhos é essencial.[8]

Dincer M et al relataram o efeito de mantenedores de espaço removíveis na largura e no comprimento da arcada intercaninos em 20 pacientes e descobriram que o aumento da largura e do comprimento da arcada intercaninos foi maior no grupo de controlo do que no grupo de pacientes, sugerindo que os mantenedores de espaço removíveis podem interferir com o aumento do comprimento da arcada durante a transição do período de dentição mista para a permanente. Sugeriram que, se forem utilizados mantenedores de espaço removíveis, estes devem ser modificados frequentemente e reconstruídos em intervalos curtos.[59]

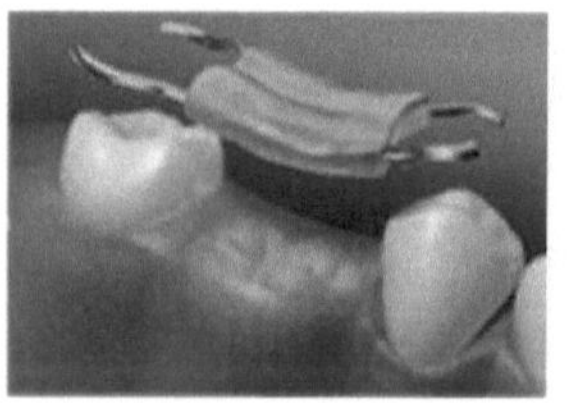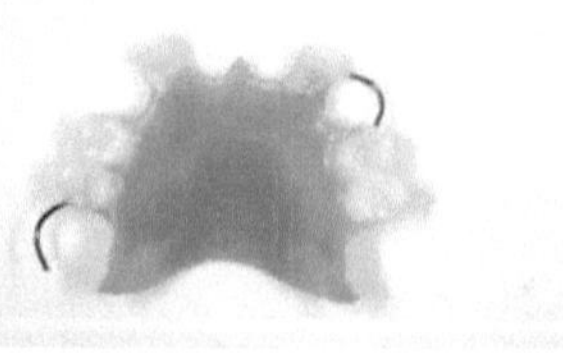

Figura 26: Mantenedor de espaço amovível

Indicações :

As próteses removíveis são indicadas quando :[15,26]

1) A estética é importante.

2) Os dentes do pilar não podem suportar um aparelho fixo, devido a

a. Perda precoce prevista, devido à reabsorção radicular normal,

b. Lesão anterior ou cárie prolongada que tenha envolvido a polpa.

3)	Uma fenda palatina deve ser fechada com uma prótese dentária.

4)	As radiografias revelam que os dentes permanentes não irrompidos, sobre os quais será colocada a prótese, não assumiram uma posição a partir da qual possam irromper em menos de 6 meses.

5)	A criança atingiu uma idade mental de 2 anos e meio.

6)	Todos os dentes decíduos estão erupcionados.

7)	Os dentes permanentes não estão completamente erupcionados para a adaptação das bandas.

8)	Perda múltipla de dentes decíduos.

Contra-indicações:[6,15]

1)	Falta de cooperação entre o doente e os pais

2)	Se a criança não tiver atingido a idade mental de 2 anos e meio.

3)	Se os pacientes forem alérgicos a materiais acrílicos.

4)	Doentes com epilepsia.

5)	Crianças com possível atividade de cárie.

Classificação:[6]

Os aparelhos removíveis podem ser:

Funcional - Não funcional

Com fechos - Sem fechos

Os mantenedores de espaço funcionais incorporam dentes para ajudar na mastigação, fala e estética, enquanto que os aparelhos não funcionais têm apenas uma extensão acrílica sobre a área edêntula para evitar o encerramento do espaço.

Brauer et al classificaram as próteses removíveis para crianças da seguinte forma [6]

Classe 1: Unilateral maxilar posterior

Classe 2: Mandíbula posterior unilateral

Classe 3: maxilar posterior bilateral

Classe 4: Posterior mandibular bilateral

Classe 5: maxilar bilateral anterior posterior

Classe 6: Mandíbula bilateral anterior posterior

Classe 7: Um ou mais anterios primários ou permanentes

Classe 8: Primário completo

Componentes de aparelhos removíveis:[61]

Os aparelhos removíveis incluem normalmente uma placa de acrílico com extensões para o espaço edêntulo, grampos para retenção dos apoios oclusais se os primeiros molares permanentes tiverem de ser fixados e dentes de acrílico se o aparelho for funcional.

Tirar impressões:

É efectuada uma boa impressão completa do maxilar necessário. Se for necessário um mantenedor de espaço funcional, são efectuadas impressões superiores e inferiores. Os moldes são vazados com gesso ou pedra dentária.[26]

Fabrico do mantenedor de espaço:

Douglas J. Sanders (1958) falou sobre o fabrico de um mantenedor de espaço em acrílico.

A utilização de resinas acrílicas autopolimerizáveis tornou o fabrico de mantenedores de espaço um procedimento relativamente simples. Os materiais necessários para a construção do mantenedor de espaço acrílico consistem em resina acrílica autopolimerizável (monómero e polímero), frascos de espremer, frasco conta-gotas para medicamentos, líquido de separação, fio de aço inoxidável de gaze 0,025, cortadores e um alicate de escritório.[36]

Para construir um mantenedor de espaço bilateral inferior, são efectuados moldes de alginato de ambas as arcadas em moldeiras com fecho de aro. É efectuada uma mordida de cera para uma orientação adequada do molde e ambas as impressões são vertidas em gesso dentário.[36]

Utiliza-se um alicate de escritório serrilhado e fio de aço inoxidável de calibre 0,025 para adaptar os grampos à volta das cúspides decíduas. A porção anterior do grampo é levada para a área interproximal para assegurar a máxima retenção. Os apoios feitos de fio de calibre 0,025 são adaptados à fossa mesial do primeiro molar permanente, uma vez que proporcionam estabilidade à prótese.[36]

Tanto os fechos como os apoios têm as suas extremidades opostas dobradas em forma de rabo-de-cavalo para assegurar a retenção na resina acrílica. Deixa-se um espaço entre os braços dos ganchos e das bases e os moldes, de modo a que os ganchos e as bases não se apoiem diretamente no tecido. São mantidos no lugar por cera pegajosa nas superfícies labial e oclusal.[34]

Utiliza-se uma escova grande de pelo de camelo para aplicar o meio de separação líquido em todas as áreas a cobrir com resina acrílica. São aplicadas pequenas quantidades de polímero em pó a partir de um frasco de plástico. O polímero é saturado com o monómero que é adicionado a partir de um conta-gotas. A resina acrílica é gradualmente acumulada desta forma até que as regiões de sela fiquem em oclusão com a arcada oposta. Se forem utilizados dentes no mantenedor de espaço (para manutenção funcional), estes devem ser dispostos mantendo os modelos superior e inferior em oclusão. A região lingual é bem coberta e a resina acrílica é colocada nas regiões interproximais para maior retenção.[26]

Depois de a prótese ter assentado (de preferência durante a noite), é aparada e polida da forma habitual com pedras de vulcanite e com discos de algodão impregnados primeiro com pedra-pomes e depois com badejo. A prótese está agora pronta para o paciente.[26]

Construção de mantenedores de espaço sem bandas:

Hitchcock descreveu a construção de mantenedores de espaço amovíveis, funcionais e passivos. Afirmou que a construção deve ser tão simples quanto possível. Poupa tempo ao dentista e o custo mais baixo torna o benefício do serviço disponível a mais pessoas.

- Active component

    - Spring, screw, elastics,...

- Retentive components

    - Clasps (Adam's, C-clasp, Ball clasp, Lingual extension clasp)

- Acrylic base plate.

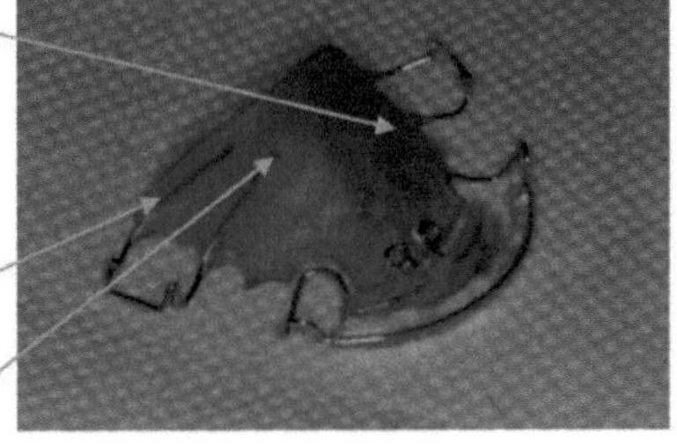

Figure 27: removable space maintainers

O arco labial: [36]

Muitas vezes, uma simples curvatura labial é a única dobra de fio envolvida. Isto ajuda a manter o aparelho na boca, e o maxilar superior impede que os dentes anteriores se desloquem para a frente.

Se tudo o resto for igual, num caso de relação normal dos maxilares e uma sobremordida profunda ou média, não é necessário um arco labial num mantenedor de espaço inferior. A migração para a frente dos dentes anteriores inferiores será inibida pelas superfícies linguais dos anteriores maxilares.

Será utilizado fio de níquel cromado 0.032 ou 0.028. Se a interferência oclusal for um problema, pode ser utilizado fio de aço inoxidável 0,026. É mais difícil de dobrar do que o níquel-cromo, pelo que não se deforma tão facilmente e pode ser utilizado um tamanho mais pequeno.

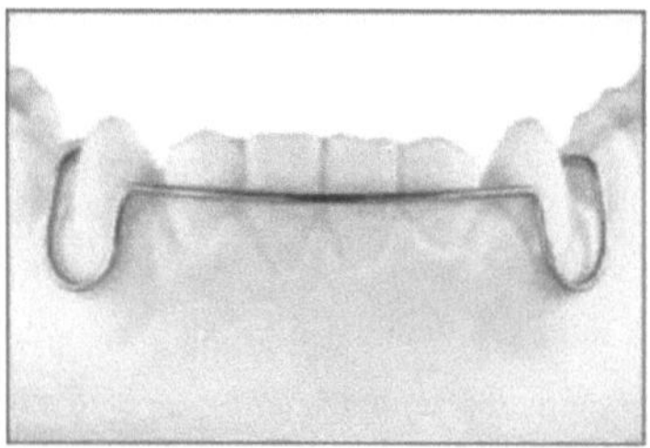

Figura 28 arco labial

http↓www.learn-ortho. com/labialbow-adj. htm

__Apoios oclusais:__ [36]

O item de complexidade seria a adição de apoios oclusais nos molares. Estes podem ser aconselháveis no maxilar inferior, mesmo que não seja utilizado um arco labial.

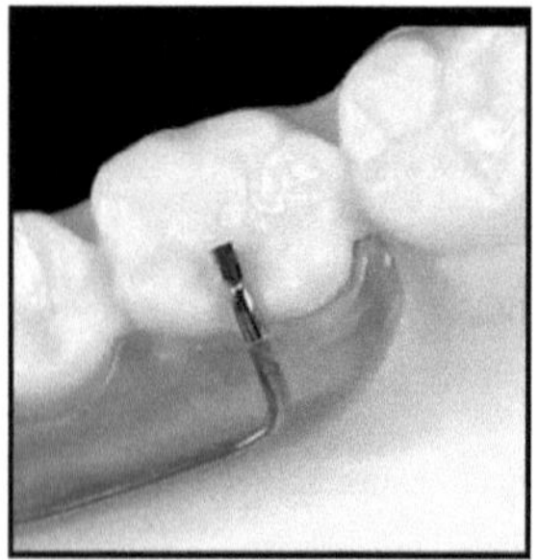

Figura 29 Descanso oclusal

http://www.learn-ortho. com/-adj. htm

__Esporões interproximais:__ [36]

Após os descansos oclusais, viriam as esporas interproximais para uma retenção adicional. Na parte inferior, a retenção não é normalmente um problema, mas devido ao facto de a criança estar constantemente a brincar com a língua ou à incapacidade de manter o mantenedor durante a alimentação, pode ser necessário um arco labial e esporas interproximais, bem como apoios oclusais.

__Fechos:__ [36]

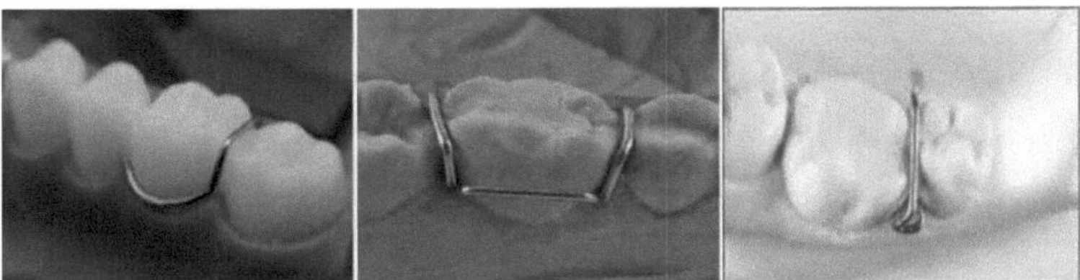

Figura 30 a. fecho em C, b. fecho de Adams, c. fecho traingular.

http://www.learn-ortho. com/-adj. htm

APARELHOS AMOVÍVEIS PARA A ZONA DOS INCISIVOS PRIMÁRIOS

As próteses parciais acrílicas podem ser utilizadas com sucesso na área dos incisivos primários, normalmente na arcada maxilar. Este tipo de aparelhos pode ser administrado se houver um certo grau de cooperação e interesse por parte das crianças. Não devem ser colocados na boca de crianças com possibilidade de atividade de cárie.[15]

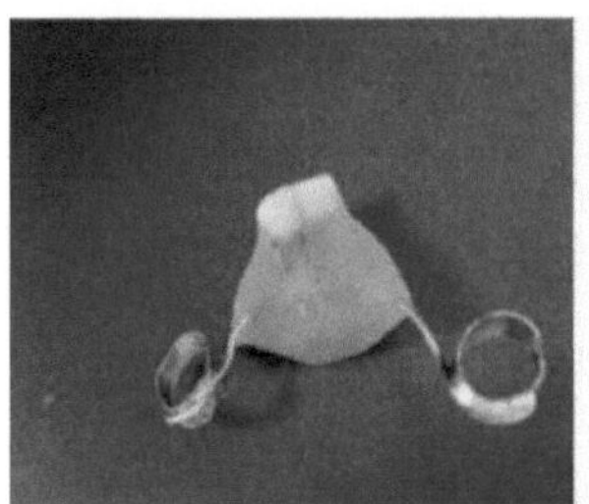

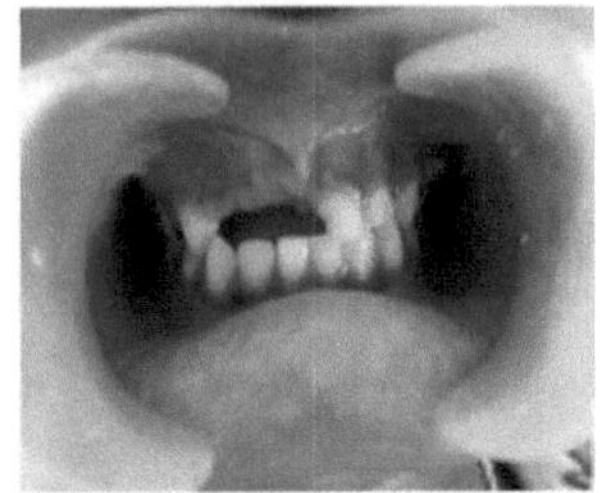

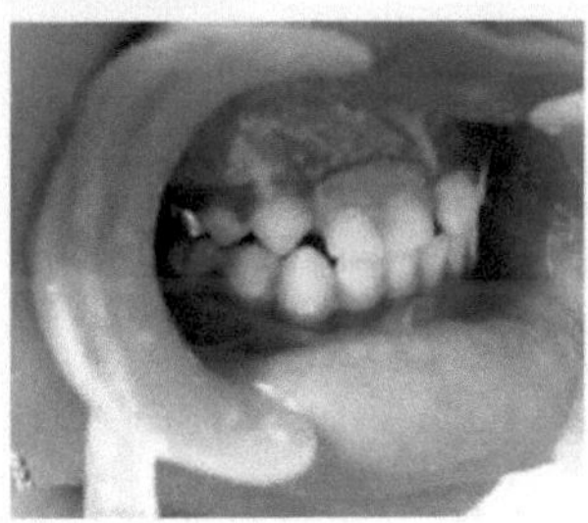

Figura 31 prótese parcial amovível

http√/www.learn-ortho. com/-adj. htm

APARELHOS AMOVÍVEIS PARA PERDAS MÚLTIPLAS DE DENTES:

I. <u>Prótese parcial em acrílico:</u> [15]

A prótese parcial acrílica tem sido utilizada com sucesso após a perda múltipla de dentes na mandíbula ou na arcada maxilar. Este aparelho pode ser facilmente ajustado para permitir a erupção de dentes. Se forem incluídos dentes artificiais na prótese, a função de mastigação pode ser restaurada. Para minimizar a quebra do aparelho, este é reforçado pela utilização de uma barra lingual de aço inoxidável.

Uma prótese parcial é aceitável devido à simplicidade de construção, requisitos funcionais e custo para o paciente. A retenção do aparelho é importante, particularmente durante o período inicial de inserção. Os grampos de arame de aço inoxidável podem ser adaptados aos caninos e molares primários. Por vezes, os apoios oclusais nos molares e os grampos de bola podem ser colocados interdentalmente. Se os incisivos permanentes estiverem em estado ativo de erupção, os grampos devem ser removidos depois de a criança se habituar a usar o aparelho, para permitir a deriva distal e o movimento lateral dos caninos primários e o alinhamento dos incisivos permanentes. É improvável que haja uma expansão intercanina adicional na criança mais velha. Portanto, nenhum efeito adverso na arcada dentária pode ocorrer após a fixação dos caninos decíduos com grampo antes da erupção dos sucessores permanentes.[8,15]

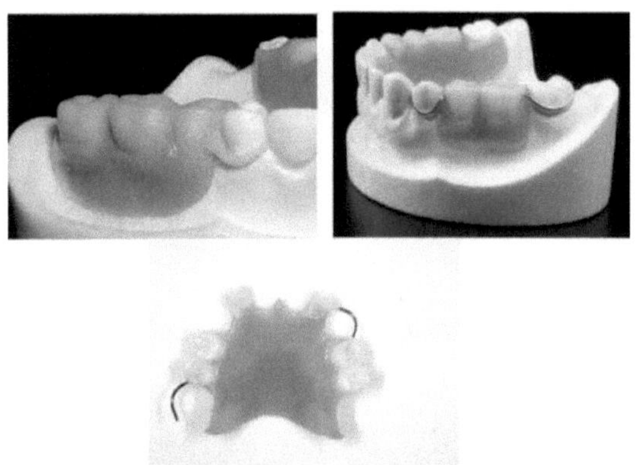

Figura 32 Prótese parcial amovível

http√/www.learn-ortho. com/labialbow-adj. htm

<u>SUPORTE DE SAPATA DISTAL AMOVÍVEL (SUPORTE DE ESPAÇO LIVRE)[60]</u>

Se um ou ambos os segundos molares decíduos forem perdidos pouco tempo antes da erupção dos primeiros molares permanentes, o aparelho removível de acrílico pode ser considerado em vez de um dos aparelhos de manutenção da sapata distal descritos anteriormente.

Foi utilizada com sucesso uma prótese parcial acrílica "imediata" com uma extensão distal acrílica para guiar o primeiro molar permanente para a sua posição. O dente a ser extraído é cortado do modelo de gesso e é feita uma depressão no modelo de gesso para permitir o fabrico da extensão de acrílico. O acrílico estender-se-á para o alvéolo após a remoção do dente primário. A extensão pode ser removida após a erupção do dente permanente. As contra-indicações para este aparelho são as mesmas discutidas anteriormente para o aparelho de sapata fixa distal.

Teoricamente, a extremidade terminal deste mantenedor exerce uma pressão que é recebida pelo fuso neuromuscular ou pelo recetor propriceptivo que absorve a informação direcional relativa ao movimento eruptivo do dente, permitindo a erupção sem migração mesial.

As vantagens são a facilidade de limpeza e a ausência de complicações da extensão intragengival. A desvantagem é o elevado nível de motivação dos pais e a necessidade de cooperação da criança.[60]

II. <u>Próteses totais ou completas</u>:[15,61]

Por vezes, pode ser recomendada a extração de todos os dentes decíduos de uma criança em idade pré-escolar. Embora este procedimento fosse mais comum na era pré-fluoretação, ainda hoje algumas crianças têm de ter todos os seus dentes removidos devido à cárie galopante e porque os dentes não são restauráveis. As crianças em idade escolar podem usar dentaduras completas com sucesso antes da erupção dos dentes permanentes.[15]

A construção de dentaduras resultará numa aparência melhorada e numa função restaurada e pode ser eficaz na orientação dos primeiros molares permanentes para a sua posição correcta, até certo ponto.

Será efectuada uma impressão de alginato sem pressão com moldeiras n.º 1 ou n.º 2. Os moldes de gesso podem ser montados após a obtenção da relação cêntrica. Os dentes anteriores do maxilar primário são fabricados para próteses parciais ou completas. Os dentes anteriores inferiores da prótese podem ser preparados a partir de um conjunto de pequenos dentes permanentes em acrílico. O bordo posterior da prótese deve ser levado até uma área que se aproxima da superfície mesial do primeiro molar permanente não irrompido. A prótese terá de ser ajustada e parte dela cortada à medida que os incisivos permanentes erupcionam, e o bordo posterior contornado para guiar os primeiros molares permanentes para a sua posição, quando os incisivos permanentes e os primeiros molares permanentes tiverem erupcionado e um mantenedor de espaço de prótese parcial ou um arco lingual pode ser construído para servir até à erupção dos restantes dentes permanentes.[61]

10. RECUPERADORES DE ESPAÇO

RECUPERAR O ESPAÇO

RECUPERAÇÃO DE ESPAÇO:[26]

O processo de ganhar o espaço perdido pela deslocação dos dentes adjacentes após a perda prematura de dentes decíduos.

RECUPERADOR DE ESPAÇO:[26]

Um aparelho fixo ou amovível capaz de mover um dente permanente deslocado para a sua posição correcta na arcada dentária.

A manutenção do espaço é necessária na perda precoce de dentes decíduos posteriores, porque a perda precoce contribui para o desenvolvimento de desarmonias oclusais. No entanto, quando o espaço é perdido progressivamente, como discutimos nos fechamentos de espaço após a perda precoce de dentes decíduos, a terapia deve ser considerada para recuperá-lo, de modo que desarmonias adicionais não se desenvolvam. Em seguida, o espaço recuperado é mantido.

Diagnóstico: [6]

Para recuperar o espaço ou qualquer movimento dos dentes, o procedimento mais importante é o diagnóstico. A atenção não se limita ao segmento em que falta o dente é uma causa frequente de insucesso na tentativa de recuperar espaço.

As considerações para o tratamento devem incluir

1 O alinhamento e as necessidades de espaço dos outros dentes da arcada.

2 As relações dos dentes com a base da prótese.

3 As relações dentárias transversais e sagitais.

4 As relações verticais da dentadura.

5 As relações esqueléticas das bases da dentadura com o crânio, e

6 O perfil do tecido mole.

Os meios auxiliares de diagnóstico necessários para desenvolver uma base de dados para a consideração acima referida incluem modelos de estudo, radiografias de todas as estruturas periapicais, avaliação clínica da simetria e proporções faciais e, eventualmente, análise cefalométrica.

Relação dentária e esquelética - Clinicamente, temos de fazer uma avaliação rápida para determinar padrões esqueléticos desfavoráveis ou más oclusões dentárias. Quando a avaliação clínica tiver excluído a presença de uma relação dentária ou esquelética de classe II, classe III, mordida aberta ou mordida fechada, pode ainda existir variação na má oclusão de classe I, na qual as medidas simples de recuperação de espaço não devem ser a única consideração. A avaliação do perfil dos tecidos moles ajudará a identificar os casos em que a protrusão ou retrusão relativa das estruturas alveolares dentárias complica a avaliação do espaço disponível. A correção da protrusão ou retrusão exigirá mais do que a simples recuperação do espaço.[27]

Radiografias e modelos de estudo - Ajudarão significativamente a avaliar as necessidades de espaço e a considerar o alinhamento dos dentes. É importante reconhecer se os dentes se moveram corporalmente para o espaço ou se inclinaram axialmente, porque as forças aplicadas para inclinar os dentes de volta para um alinhamento correto são mais fáceis de gerir do que as forças necessárias para devolver os dentes corporalmente à sua posição correcta na arcada. Outro componente da base de dados requer a visualização da proximidade dos dentes em erupção adjacentes (especialmente os segundos molares) e a estimativa do seu potencial impacto sobre os dentes que ocuparam o espaço. Radiografias das estruturas periapicais são necessárias.

As considerações sobre o alinhamento dentário que afectam a recuperação do espaço incluem a estimativa da rotação, contactos deslizantes e deslocamento faciolingual dos dentes a partir da circunferência da arcada. Os modelos de estudo fornecerão o melhor recurso de dados para estas considerações. Por exemplo, a perda de espaço no segmento incisivo devido a rotações e contactos sobrepostos pode ser estimada e colocada nos modelos para avaliar a quantidade de perda de espaço num segmento molar. Os modelos de estudo permitem a visualização das relações dentárias verticais, transversais e sagitais que podem dificultar a estabilidade dos dentes reposicionados.[27]

Análise da dentição mista - A análise da dentição mista de Moyer será uma boa ajuda para *determinar a medida da perda de espaço em relação a uma estimativa do espaço necessário para os* dentes permanentes não irrompidos. A análise de Moyer é fácil de aplicar tanto para *problemas de dentição* mista precoce quanto tardia. *As estimativas baseadas em radiografias demonstram variação devido às dificuldades na colocação padronizada do filme, especialmente na boca pequena da criança com dentição mista precoce. É mais seguro efetuar mais uma análise (Tanaka-Johnston) para confirmar a quantidade de perda de espaço que ocupou o espaço.*

Vários problemas estão associados aos procedimentos de recuperação. Normalmente, uma perda mínima de espaço pode ser recuperada melhor. O procedimento de recuperação de espaço que envolve a inclinação do primeiro molar permanente pode ser realizado mais facilmente na arcada maxilar do que na arcada mandibular. O procedimento deve ser limitado aos casos em que a oclusão é classe I, há ancoragem adequada, o segundo molar permanente não está irrompido e há uma relação favorável do segundo molar permanente com o primeiro molar permanente.[27]

Considerações sobre a ancoragem - Quando os aparelhos são usados para reposicionar os primeiros molares permanentes, haverá uma força recíproca exercida sobre os dentes e os elementos de suporte anteriores ao espaço, e o resultado pode ser um alargamento indesejável dos dentes anteriores. Isto ocorre particularmente durante o período da dentição mista, quando os incisivos permanentes estão completamente erupcionados e são negativamente influenciados por forças mínimas. Além disso, o movimento para a frente do segundo molar permanente não irrompido acompanha o movimento para a frente do primeiro molar, muitas tentativas de inclinar ou reposicionar o primeiro molar permanente podem levar à impactação do segundo molar.

Se existirem condições favoráveis, está certamente indicada uma tentativa de recuperar o espaço. Foram desenvolvidos vários aparelhos fixos e removíveis para procedimentos de recuperação de espaço, ou seja, inclinação dos primeiros molares. No entanto, o movimento distal, para além da inclinação mínima, pode ser alcançado de forma mais satisfatória com o aparelho extrabucal.[27]

RECUPERADORES DE ESPAÇO FIXOS

CONSTRUÇÃO DE UM APARELHO SIMPLES PARA REPOSICIONAR O BICÚSPIDE POSICIONADO DISTALMENTE

Os aparelhos fixos incluem:[27]

1. **Recuperador de espaço em espiral aberta: Recuperador de espaço Herbst**

2. **Recuperador de espaço com parafuso de macaco**

3. **Recuperador de espaço Gerber**

Recuperador de espaço de bobina aberta - **Fred Ehrlich (1958)** afirmou que, se o primeiro pré-molar já tiver erupcionado e se tiver desviado para distal, um recuperador fixo ativo recíproco pode ser utilizado com vantagem na arcada mandibular. Uma banda molar é colocada no primeiro molar permanente. Os tubos molares são soldados ou soldados por pontos numa posição horizontal, tanto vestibular como lingualmente, à banda. As impressões são efectuadas com alginato. Os tubos fornecerão o suficiente do rebaixo para fixar a banda no material de impressão enquanto vibra a mistura de pedra. Certifique-se de que coloca um pouco de cera nos tubos antes de assentar a banda na impressão.[32]

Construção 6 - Um fio de aço inoxidável ligeiramente mais pequeno do que o tamanho do tubo é selecionado e dobrado em forma de "U". A base do "U" deve conter uma dobra invertida para entrar em contacto com a superfície distal do primeiro pré-molar. Quando o fio sai do tubo, deve apontar para o primeiro pré-molar num ponto imediatamente abaixo da maior convexidade distal do primeiro pré-molar. Deve ser colocado um batente em ambos os braços onde a parte reta encontra a curva do fio. Selecciona-se uma mola helicoidal espaçada que desliza sobre o fio e é cortada cerca de 2 a 3 mm mais comprida do que a distância entre o batente anterior e o tubo molar. Quando todas estas peças estiverem prontas, a banda é removida do modelo de trabalho aquecendo o molar de pedra e mergulhando-o em água. O resíduo de pedra friável pode ser facilmente removido por enrolamento e corte com uma faca de laboratório. Em seguida, obtêm-se as peças montadas e a banda é cimentada com molas helicoidais comprimidas entre o batente e o tubo molar. Uma vez no lugar, a ação recíproca da mola helicoidal irá endireitar prontamente o pré-molar e um pouco o molar. Se o diagnóstico for correto e o plano de tratamento tiver sido executado com rapidez suficiente, o espaço para o segundo pré-molar é recuperado, desde que houvesse realmente espaço para ele.[6]

Ativação e movimento do dente: a mola comprimida tentará tornar-se passiva e exercerá uma pressão recíproca mesialmente ao pré-molar e distalmente ao molar permanente. A pressão de assentamento é aplicada na banda a partir da vestibular, no caso de um molar mandibular, e tanto na vestibular como na palatina, no caso de um molar maxilar.[15]

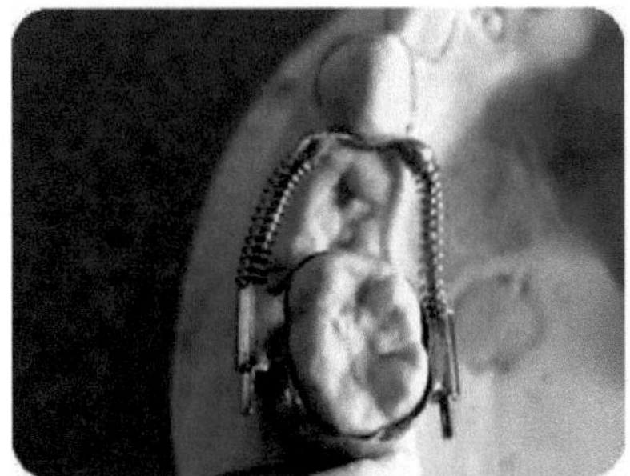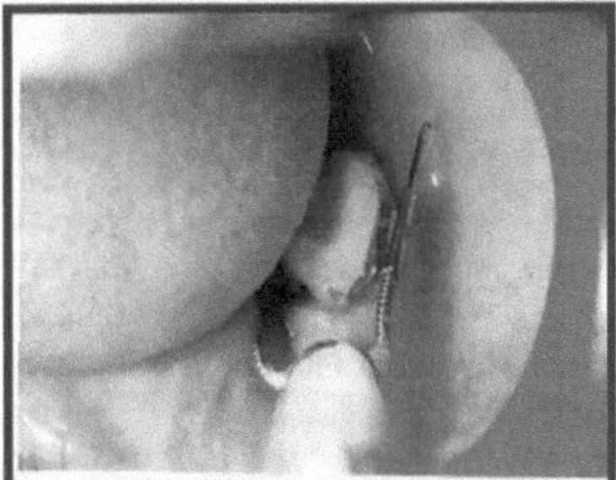

Figura 33 Recuperador de espaço com bobina aberta.

http://www. aztecortholab. com/j ackscrew.htm

<u>Recuperador de espaço com parafuso de macaco:</u> O recuperador de espaço com parafuso de macaco é utilizado para recuperar a perda de espaço causada pela deslocação do dente para uma área edêntula. Utiliza 2 dentes adjacentes e um eixo roscado com um parafuso e uma porca de bloqueio. Este é ativado regularmente para exercer uma força consistente contra os dentes em banda.[27]

ACTIVAÇÃO: ativação do parafuso, ou seja, abrir o parafuso ¼ de volta em cada data alternada.

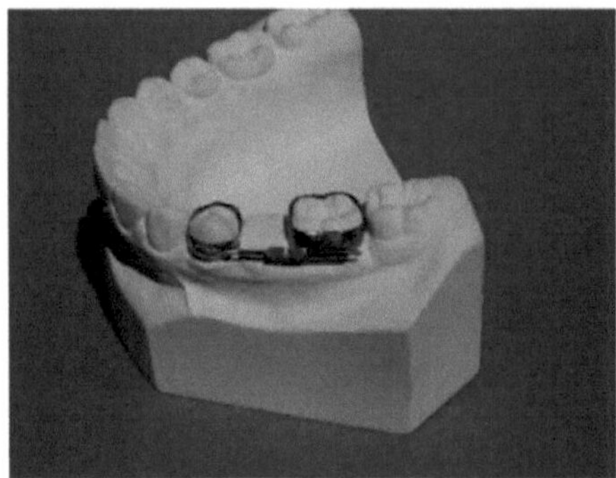

Figura 34 Recuperador de espaço do parafuso de macaco

RECUPERADORES DE ESPAÇO GERBER [26]

Este tipo de aparelho pode ser fabricado diretamente na boca durante uma consulta relativamente curta e não requer trabalho de laboratório. Uma banda ou coroa ortodôntica sem costura é selecionada para o dente pilar e colocada, e a superfície mesial é marcada para a colocação do conjunto em "U", que pode ser soldado ou fixado com solda de prata e fluxo de flúor. A secção em "U" de arame é encaixada no tubo, o aparelho é colocado e a secção de arame é estendida para contactar o dente mesial à área edêntula. Utiliza-se uma lima de marcação ou um lápis para estabelecer a posição correcta. A montagem é removida e soldada neste ponto (canto superior direito). As vistas ampliadas do centro e da parte inferior esquerda mostram o apoio oclusal adicionado à secção do fio para reduzir o efeito cantilever. Se o aparelho se destinar a ser utilizado como recuperador de espaço com mola, o conjunto do tubo e do fio em "U" não é soldado. Um ilhó pode ser soldado a uma parte achatada do tubo junto à banda, os batentes do tubo empunhável são soldados na parte de arame (em baixo à direita) e as secções de molas helicoidais abertas são cortadas para encaixar sobre o arame entre os "batentes" e as extremidades do tubo em "U". O comprimento das molas helicoidais é estabelecido colocando o conjunto banda-tubo-fio na boca, estendendo o fio até ao comprimento desejado, em contacto com o dente mesial e medindo a distância entre os batentes do tubo no fio e a extremidade do tubo em "U". A esta distância é adicionada a quantidade de espaço necessário no recuperador, mais 1 a 2 mm, para assegurar a ativação da mola e cortar as molas com este comprimento. Carregar as molas, atar fio dental ou ligadura de aço através do ilhó e sobre o fio em "U" para manter a força armazenada na mola comprimida. Certifique-se de que comprime as molas o suficiente para permitir que o conjunto encaixe na área edêntula. Após a cimentação, cortar e remover o fio de ligadura para ativar o recuperador.

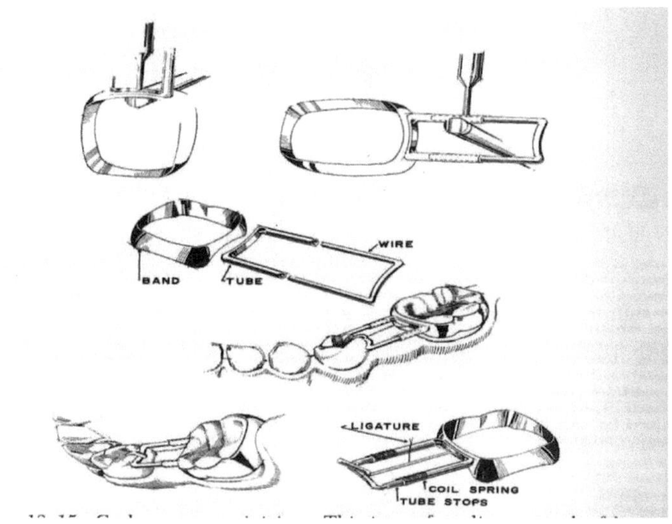

Figura 35 etapas de construção do recuperador de espaço gerber

http://books.graber/google.co.in

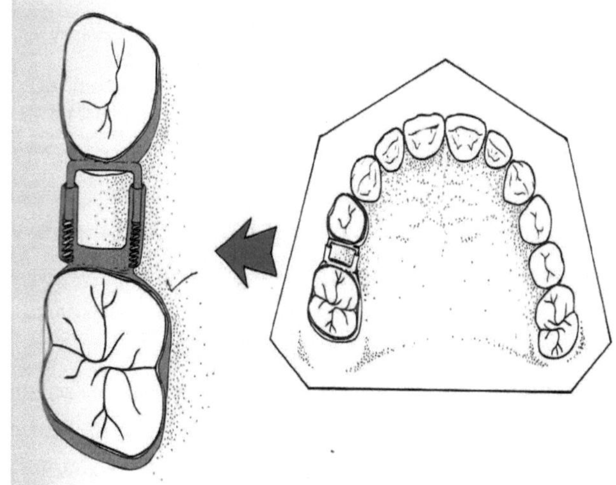

Figura 36 Recuperador de espaço gerber

http://books.graber/google.co.in

ARCO LINGUAL DE HOTZ [6]

Outro método para mover o molar distalmente utiliza o aparelho lingual de Hotz (Hitchcock 1974).

Isto é apropriado numa situação em que o primeiro molar permanente inferior se desviou mesialmente, mas o pré-molar ou cúspide não se desviou distalmente. Mas deve haver evidência radiográfica de que existe espaço suficiente entre o primeiro molar e o segundo molar em desenvolvimento.

A arcada lingual fornece uma ancoragem composta de todos os outros dentes que a arcada lingual toca. Um esporão horizontal pode ser soldado perpendicularmente ao fio da arcada que contacta com as superfícies distais do pré-molar ou canino. Isto aumenta ainda mais a ancoragem. A ansa do lado ativo é ajustada periodicamente (uma vez por mês). Após o ajuste, os pilares na posição passiva devem estar aproximadamente 1 mm distal às suas posições passivas sobre o lúmen dos seus tubos. A arcada é então forçada para a frente e os pilares deslizam para baixo, para o seu lugar.

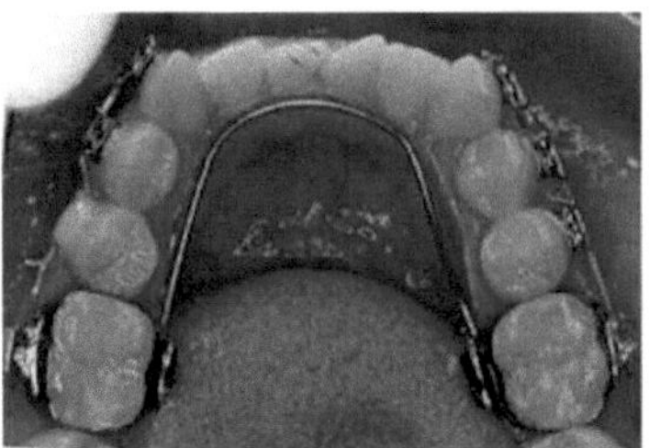

Figura 37 <u>Arco lingual de Hotz</u>

<u>http://books.graber/google.co.in</u>

KING APPLIANCE King (1977) descreveu um aparelho para recuperar o espaço nas arcadas maxilar e mandibular. A unidade de ancoragem para a arcada mandibular é basicamente um arco lingual fixo com bandas colocadas no primeiro molar decíduo do lado do tratamento e no primeiro molar permanente do lado oposto. De seguida, um suporte largo de siamesa é soldado por pontos à superfície vestibular da banda do molar primário e a unidade de ancoragem completa é cimentada no local. Uma banda com um tubo vestibular angulado é cimentada no molar mal posicionado, e uma secção reta de fio com uma mola de bobina aberta é introduzida no tubo vestibular e ligada ao suporte. A unidade de ancoragem deve ser modificada para o tratamento na arcada maxilar. Um milímetro por mês é um progresso satisfatório no reposicionamento do primeiro molar. Quando uma relação molar de classe I ou cúspide a cúspide é alcançada, um aparelho convencional de manutenção de espaço deve ser usado.[26]

UMA TÉCNICA DE ARCO SECCIONADO PARA RECUPERAR ESPAÇO

Tinginys (1978) apresentou uma técnica de arco seccional para recuperar o comprimento perdido do arco. Até 4 milímetros de espaço podem ser recuperados de forma eficaz e eficiente pelo método descrito. Pode ser usado nos casos em que o segundo molar está erupcionado.[6]

<u>Técnica direta</u>: Os dentes cúspide, bicúspide e primeiro molar são ligados com braquetes

vestibulares e botões linguais. Os braquetes de ponta devem ter o torque necessário incorporado, pois isso simplifica o tratamento. É formado o primeiro fio seccional da arcada com um diâmetro de 0,016 polegadas.

Após dois meses, é inserido um fio de arco de 0,020 mm com o mesmo desenho que o de 0,016 mm. Após três a quatro meses, é colocado um fio de arco seccional retangular de 10,018 x 0,025 mm. Este é o fio da arcada final e actua como retentor enquanto se espera pela erupção do pré-molar, que pode demorar seis a oito meses. Apenas é necessário um laço grande neste fio.

Quando o fio da arcada é amarrado no lugar com o fio de ligadura, a força será para inclinar o molar distalmente e invadir a cúspide e o primeiro bicúspide. A localização do segundo molar é importante. Se ele não estiver irrompido, a inclinação do primeiro molar para distal pode impactá-lo. Devem ser efectuadas radiografias para prever este potencial problema. A presença de um segundo molar erupcionado não é uma contraindicação para o tratamento. Pode ser inserido um separador de molas entre o primeiro e o segundo molar, uma vez que este evita a fricção e a ligação e facilita o movimento dentário. O fio da arcada deve seguir o contorno da arcada dentária, para evitar o movimento vestibular do canino e do primeiro canino. Os botões do canino e do pré-molar devem ser amarrados com fio de ligadura 0.010 para dar mais estabilidade aos dentes de ancoragem. Os ajustes na circunferência da arcada são feitos em intervalos mensais. Se o segundo pré-molar irromper rodado, deve ser ligado com botões linguais, braquetes vestibulares e ligaduras elásticas para que possa ser corretamente alinhado.[34]

Técnica indireta: Os dentes são separados e é feita uma impressão em alginato. Um laboratório de ortodontia pode adaptar bandas com braquetes torcidos e botões linguais no modelo de estudo.

Outros tipos de aparelhos fixos de recuperação de espaço incluem o aparelho para a cabeça utilizado para o maxilar e o aparelho para os lábios utilizado para a mandíbula. Estes são os aparelhos interceptivos que são usados quando o segundo molar permanente já está erupcionado na cavidade oral. Estes não foram discutidos neste tópico.[34]

RECUPERADOR DE ESPAÇO ANTERIOR: Bayardo[55] (1986) descreveu um recuperador de espaço anterior utilizando a técnica de colagem direta. Um menino de quatro anos de idade apresentou-se com um incisivo central superior direito primário ausente, extraído quatro meses antes. O espaço estava parcialmente perdido e os dentes anteriores haviam se deslocado para o espaço. Após a profilaxia, dois tubos labiais padrão de 0,018" x 0,025" foram adaptados na boca. Uma malha de aço inoxidável foi soldada por pontos e aparada aos tubos.

O esmalte das superfícies vestibulares dos incisivos centrais esquerdos e laterais direitos foi condicionado com ácido fosfórico a 35% e cada tubo vestibular foi colado individualmente a cada dente pilar. Quando o compósito polimerizou, um pedaço de fio redondo padrão de 0,014" foi introduzido no tubo do incisivo lateral. O fio foi então inserido numa mola helicoidal aberta de 0,036" x 0,009", previamente selecionada, e passado através do tubo vestibular do incisivo central. Foi efectuada uma dobra distal a 2 mm das extremidades distais dos tubos. Após três semanas, a mola helicoidal foi activada e, depois de o espaço ter sido ligeiramente alargado, foi inserido um fio redondo de 0,016" com a mesma mola helicoidal. Três semanas depois, o fio foi mudado para um fio de 0,018" e, finalmente, para um fio de 0,018" x 0,025", deixando a mola helicoidal apenas para retenção.

Cinco semanas mais tarde, foi fixado um pôntico em acrílico sobre o fio e a mola helicoidal, utilizando o mesmo tipo de compósito já existente na boca do paciente.[55]

Karacay S etal descreveu um caso de segundo molar primário superior submerso que levou à perda de espaço. Neste caso, o espaço foi recuperado com a ajuda de um aparelho extrabucal cervical.[62]

DISTALIZAÇÃO COM DRAFTODONTIA

O apinhamento na dentição permanente é normalmente tratado por extração. Redução interproximal, expressão lateral ou tração extra-oral. A distalização dos molares pode ser conseguida com aparelhos para a cabeça na arcada superior, protetores labiais na arcada inferior ou por arcadas linguais em ambas.

Devido à distalização dos molares pelos aparelhos citados acima, os caninos e pré-molares teriam se desviado para distal devido à tração das fibras transeptais, sem que houvesse retração ativa por qualquer aparelho. Esse fenômeno foi denominado de driftodontia. As fibras transeptais conectam dentes adjacentes e estabilizam contra forças de separação. Embora a dentição normalmente tenda a derivar mesialmente, a inclinação distal dos dentes adjacentes e o consequente fechamento do espaço podem ocorrer na presença de infraoclusão.[63]

Outros aparelhos utilizados para distalizar os molares são :

1)   Ímanes repelentes [63]

2)   Aparelho Nance modificado com Jones Jig.

3)   Aparelho de Nance modificado para distalização unilateral de molares

4)   Aparelho de pêndulo (James Hilgers)[64]

5)   Superbobinas de Ni Ti.[65]

<u>**RECUPERADORES DE ESPAÇO AMOVÍVEIS**</u>

William G. Goodale (1957) descreveu três tipos de recuperadores de espaço amovíveis.

<u>Recuperador de espaço com mola de extremidade livre</u>: Utiliza um fio de arco labial para estabilidade e retenção, com uma mola de ação posterior construída com fio n.º 0,025. A base do aparelho é feita de resina acrílica. O movimento do molar permanente é conseguido através da ativação da extremidade livre do laço do fio em determinados intervalos de tempo.[64] Pretende-se exercer uma força ligeira sobre o dente a movimentar. O aparelho deve ser controlado e ajustado com a frequência necessária para manter a força ligeira sobre o molar. O tipo de fio de mola pode ser alterado para se adequar a qualquer situação, dependendo da posição do dente e da distância que ele precisa de ser movido. Um recuperador de espaço com ansa livre para a arcada inferior tem uma ansa de fio mais curta, resultando numa menor distorção quando a criança coloca o aparelho.[65]

<u>**Recuperador de espaço de blocos divididos :**</u> [6]

Também é chamado de recuperador de espaço com sela dividida[6] . Difere do tipo de mola de extremidade livre na medida em que a parte funcional do aparelho consiste num bloco de acrílico que é dividido vestibularmente e unido por um fio n.º 0,025 sob a forma de uma ansa vestibular e uma ansa lingual. O aparelho é ativado através do espalhamento periódico das alças. O bloco ativador é dividido com um disco após o processamento do aparelho. A parte activadora do aparelho de bloco dividido é essencialmente a mesma que foi concebida para criar espaço para a terapia de pontes fixas. No entanto, o tipo unilateral utilizado para adultos não deve ser utilizado na boca da criança, devido aos riscos de perda ou deglutição.[6]

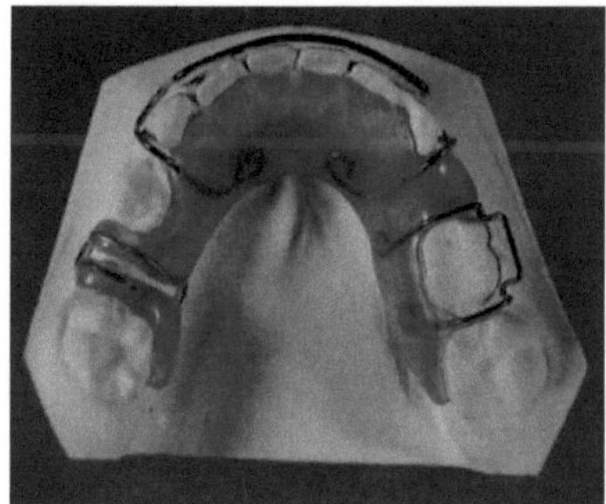

Figura 38 <u>**Recuperador de espaço de bloco dividido**</u>

<u>**Recuperador de espaço fixo, com mola de laço:**</u>

Difere dos outros tipos apenas no desenho da mola de ativação. Este aparelho resiste a quebras e proporciona um método satisfatório de deslocação distal do molar. A porção mesial do laço de mola é embutida na resina e passada para fora através do espaço edêntulo. Esta porção do fio deve entrar em contacto com a superfície distal do dente que é mesial ao espaço. Isto evita o movimento distal deste dente. Forma-se então um laço e o fio volta a entrar em contacto com a superfície mesial do primeiro molar permanente. Nesta extremidade, o fio é dobrado à volta de um agrafo embutido na resina. O laço de mola deve poder mover-se livremente sobre o agrafo. A retenção deste aparelho é obtida através da utilização de grampos de arame. O fio ortodôntico com a dimensão de 0,025 ou 0,030 é embebido na resina acrílica, introduzido através da abertura e depois dobrado para baixo, de modo a entrar em contacto com os dentes abaixo dos pontos de contacto. Após ter sido atingido o movimento desejado do molar permanente, o aparelho pode ser utilizado como mantenedor de espaço, soldando a parte activadora da mola ao fio-guia na sua posição passiva ou preenchendo a região edêntula com resina adicional.[26]

Recuperador de espaço de tiro com funda: [6]

Este consiste num suporte elástico de arame com ganchos em vez de mola de arame que transmite uma força contra o molar para as distâncias. Este aparelho é chamado de sling shot, uma vez que a força de distalização é produzida pelo elástico esticado no meio da superfície lingual do molar a ser movido. A outra está disposta na mesma posição na superfície vestibular do molar.

A criança coloca um novo elástico entre os ganchos enquanto o aparelho está fora da boca. O elástico é colocado no lugar e, em seguida, os dedos da criança podem guiar o elástico até que ele se encaixe perfeitamente na gengiva, na margem mesial do molar a ser distalizado. O elástico pode ser trocado uma vez por dia.

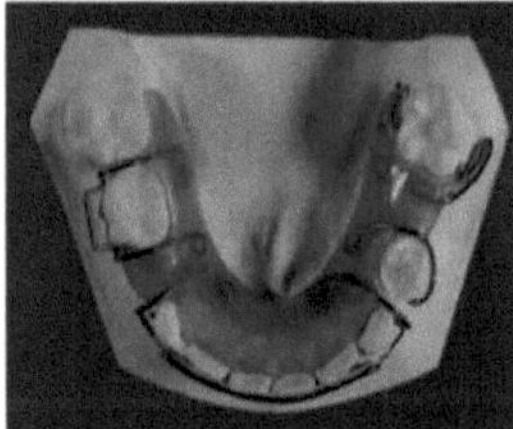

Figura 39 Recuperador do espaço de lançamento da funda

Recuperador de espaço com parafuso de expansão: É outro tipo de aparelho removível utilizado para a recuperação de espaço que incorpora um parafuso de expansão no espaço edêntulo. O espaço é aberto através da expansão anteroposterior da placa.[6]

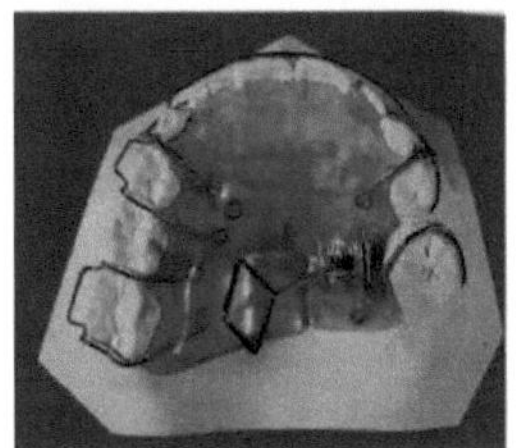

Figura 40 <u>Recuperador com parafuso de macaco</u>

<u>Para-choques labial</u>:

O espaço pode ser recuperado ou expandido na arcada mandibular utilizando o Lip Bumper se a perda de espaço for bilateral. Este aparelho funciona inclinando o molar inferior para distal e, ao mesmo tempo, removendo a pressão labial dos incisivos inferiores. Permite o movimento para a frente dos incisivos inferiores devido à pressão da língua.

Esta pressão pode ser utilizada para distalizar o molar:

1) incorporar laços no fio do arco imediatamente antes de entrar no tubo bucal

2) utilizando uma mola helicoidal.

Também pode ser utilizado unilateralmente.[6]

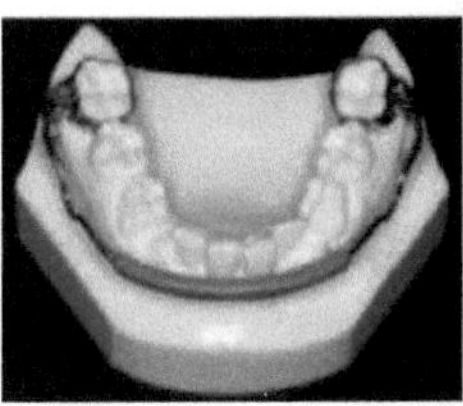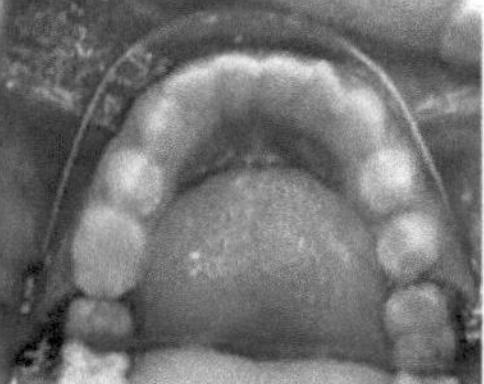

Figura 41 Para-choques labial

11. RECOLHA E ACOMPANHAMENTO

TRATAMENTO DE RECOLHA E ACOMPANHAMENTO [14,67,68]

A manutenção do espaço é um processo dinâmico e deve ser avaliada continuamente. Não devemos partir do princípio de que se tivermos dado o aparelho, ele tratará de tudo.

Os seguintes aspectos devem ser vistos -

1.   O doente deve ser chamado de novo a cada 2 ou 3 meses para controlo.

2.   Se o aparelho for do tipo removível, devemos verificar se o paciente o está a utilizar ou não.

3.   Se existe alguma distorção ou fratura do aparelho ou irritação dos tecidos moles.

4.   Se os dentes estiverem a emergir por baixo do aparelho, a parte do acrílico é cortada para dar lugar à erupção dos dentes.

5.   No caso dos aparelhos fixos, temos de verificar se há alguma quebra do aparelho nas juntas soldadas ou no material da banda.

6.   Também é verificado se o aparelho está solto devido à dissolução do cimento, o que pode resultar no alojamento de alimentos e cáries.

7.   O aparelho é removido de 6 em 6 meses ou de um em um ano, consoante a situação, e o dente do pilar é verificado quanto a eventuais cáries ou descalcificação. É efectuado um polimento do pilar seguido de uma aplicação de flúor. De seguida, o aparelho é colocado em posição.

8.   Também é necessário um exame radiográfico regular dos dentes permanentes em desenvolvimento.

9. O aparelho pode ser removido ou descartado logo após a erupção dos dentes sucessivos na cavidade oral, para que não haja fechamento de espaço.

12. CONCLUSÃO

RESPONSABILIDADE DO DENTISTA / PEDODONTISTA PELA MANUTENÇÃO DO ESPAÇO [69]

Discutimos os factores que influenciam a perda de espaço após a perda prematura dos dentes decíduos na manutenção do comprimento da arcada.

Isto indica que somos obrigados a informar os nossos pacientes, bem como os seus pais, sobre a possibilidade de uma má oclusão no caso de uma perda precoce de um dente primário.

Em muitos casos, os pais podem perguntar mais tarde: "Porque é que não discutiram a possibilidade de fechar o espaço na altura da extração?" Não nos podemos defender dizendo que esse serviço não estava disponível no nosso consultório, ou que, na altura, era nossa opinião que os pais não podiam pagar a colocação de um aparelho. O facto de o dentista ter aceite o doente e ter assumido as responsabilidades inerentes ao tratamento justifica a conclusão de que esse dentista foi negligente do ponto de vista profissional. O dentista que informou e aconselhou os pais sobre as necessidades dentárias completas da criança não partilha a responsabilidade inerente ao desenvolvimento de uma má oclusão.[69]

Ao apresentar o problema da manutenção do espaço, devemos mostrar aos pais a condição atual existente na boca da criança, bem como apresentar as possibilidades de uma futura má oclusão com fotografias, radiografias e modelos. O dentista que nunca estudou as necessidades da criança e que não explica e não mostra aos pais porque é que tal aparelho é essencial, ouvirá frequentemente a mãe ou o pai dizer, "bem, vou esperar e ver o que acontece", ou "não posso pagar uma ponte destas na boca do meu filho neste momento".[69]

A decisão exacta tomada pelo dentista e pelo doente deve ser sempre registada para referência futura. Os pais e as mães esquecem facilmente as suas declarações e conclusões de há um ou dois anos atrás e quando a criança regressa ao consultório com uma má oclusão, resultado de uma extração precoce, os registos devem indicar a decisão tomada. O facto de alguns procedimentos clínicos poderem falhar mesmo depois de estarem em conformidade com as normas, sublinha a necessidade de informar os pais sobre a sequência do tratamento. A maior infração foi cometida pelo profissional se este problema não foi discutido com os pais no momento da extração ou pouco depois.[70]

13. BIBLIOGRAFIA

1. Damle S.G.: Textbook of Pediatric Dentistry; 3rd edição 2006: página 110-123, 141156.

2. Samire bishara:Text book of orthodontics W.D Saunders 2001.134-158, 248-250.

3. Bijoor R, Kohli K: Manutenção contemporânea do espaço para o paciente pediátrico.Abst. N Y State Dent J.2005 Mar,71(2):32-5

4. Christenson J. Fields H.: Manutenção do espaço na dentição decídua 358-365

5. Hannelore T. Loevy: Dental management of child patient, Quintessence publishing.1981, 219-229.

6. Shobha Tandon : Text book of pedodontics, Paras publication 1st edition 2003 - 381401.

7. Ten Cate A.R.: Oral histology; Fifth edition,1998; 289-314.

8. Pinkham: Pediatric dentistry - infancy through adolescence, 3rd edition, 1999. Saunders - 385 - 392.

9. Owen D.G.: A incidência e a natureza do encerramento de espaços após a extração prematura de dentes decíduos - um estudo da literatura. Amer. J. Othodont. 1971; Jan. 59(1) 37-47.

10. Rao A.K., Sarkar S.: Alterações no comprimento do arco após a perda prematura de molares decíduos. . J Indian Soc. Pedo. Prev Dent. 1999; 17:1: 29-32.

11. Hoffding, Kisling: Perda prematura de dentes decíduos: Parte I, o seu defeito global na oclusão e no espaço na dentição permanente. J. Dent Child. julho-Ago, 1978; 279283.

12. Hoffding Jasper, Kisling E. Perda prematura de dentes decíduos. Parte II, Os efeitos específicos sobre a oclusão e o espaço na dentição permanente. J. Dent Child. 1978; julho-agosto, 284-287.

13. Barber : Pediatric dentistry, Post graduate dental hand book series. Volume 17.223246, 1982.

14. McDonald, Hurt et al : Current therapy in dentistry vol 7. The C.V. Mosby company - 1980. 446-476.

15. Mc Donald : Dentistry for child and adolescent. 2000; 543-565, 628-647, 677-741.

16. Yonezu T., Machida Y.: Migração oclusal dos primeiros molares superiores após a perda do antagonista. Abst. Bull Tokyo Dent coll.1997 Aug;38(3):201-206

17. Cuoghi O et.al : Perda de espaço e comprimento da arcada dentária após a perda do primeiro molar inferior: um estudo longitudinal. J.Clin Pediatr 1998 Dent 22 (2) : 117-120

18.   Lin YT., Chang LC.: alterações espaciais após a perda prematura do primeiro molar primário mandibular: Um estudo longitudinal; Absts. J Clin Peadiatr Dent 1998 22(4): 311-16.

19.   Lin YT, Lin WH Lin YT: Alterações imediatas e semestrais do espaço após a perda prematura de um primeiro molar superior primário. J Am Dent Assoc 2007 Mar 138(3): 362-8.

20.   Alkizy M., Shabaan A., Spleith Ch.: Epidemiologia e etiologia da má oclusão na população pediátrica da Síria. Abstr. Eur J Peadiatr Dent: 2007 Sep 8 (3) 131-5.

21.   Cameron R. Widmer : Hand book of Pediatric Dentistry. 2nd edition - Mosby - 2003. Página 269-271.

22.   Qudeimat M.A. Fayle S.A. The use of space maintainers at a UK Pediatric Dentistry Department. J Dent Child. 1999; Nov-Dez 383-386.

23.   Sharma A., Kaur G., Goyal S.: Conservative management of malocclusion in mixed dentition (Gestão conservadora da má oclusão na dentição mista). J Indian Soc. Pedo. Prev Dent. 2000; 18:3: 103-107.

24.   Zhang M. McGrath C. Hagg U : O impacto da má oclusão e do seu tratamento na qualidade de vida: uma revisão da literatura. Resumo Int J Pediatr. Dent. 2006 Nov; 16(6): 3817.

25.   Padma Kumari, Retnakumari N. : Perda de espaço e alterações na arcada dentária após a perda prematura do molar primário inferior: Um estudo longitudinal. J Indian Soc. Pedo. Prev Dent. junho de 2006. 90-96

26.   Graber- Orthodontic current principles and Practice 3rd edition 2001. 375-469.

27.   Profit : Ortodontia contemporânea. 3rd edição Mosby - 2000. 414-426

28.   Moyers : Hand book of orthodontics, 1988; 4th edition.

29.   Alhaija E.S, Quidemat M.: Análise espacial da dentição mista numa população jordana: comparação de dois métodos. Resumos; Int. J Pediatr Dent. 2006 Mar; 16 (2) 104-10

30.   Irwin R.D., Herold S., Richardson A.: Análise da dentição mista: uma revisão dos métodos e da sua exatidão. Intern. J. Pediatr. Dent. 1995; 5 137-142.

31.   Rani M.S. : Livro de texto de ortodontia. 3rd edição 2001. 190-203.

32.   Balaji : Orthodontics, 2003; 3rd edição 225-237.

33.   Telreje R., Donly K. : Planeamento do tratamento para a manutenção do espaço na dentição decídua e mista. J. Dent Child: 2001: março-abril: 109-114.

34.   Mathewson : Fundamentos de Odontopediatria. Publicação Quintessence.1995; Página 326-

351.

35.   Engh O, Olso : Mantenedor do espaço - Quando e como? Norske tannlageforen TID 80: 8190-1970, D. Abstracts. 1970; 625-626.

36.   Finn Pedodontics ,2001; 271-285, 309 - 369.

37.   Medicina dentária pediátrica Forester. 1981; Página 509-533.

38.   Gurkeerat Singh: Livro de Texto de Ortodontia, Edição I 2004.

39.   Nayak U.,Louis J.,Sajeev R. : Band and loop space maintainer- Made easy. J Indian Soc. Pedo. Prev Dent. 2004 Set. 22 (3) 134-136

40.   Chawla, Parvinder Kaur, Shamshudeen: Mantenedores de espaço modificados. J Indian Soc. Pedo. Prev Dent. 1985; março 48-49.

41.   Ferdianakis K., Laskou M., Spyrou L : Fabrico de aparelhos de arco lingual no consultório dentário. J. Clin Pediatr Dent. 1998, 22 (4) 277- 280.

42.   Kupietzky A., Tal E. Uma alternativa ao aparelho de Nance para a manutenção de espaços. Odontopediatria 2007; 29(3): 235-238.

43.   Brill W. : O mantenedor do espaço distal do sapato: Fabrico em consultório e desempenho clínico. Odontopediatria, 2002 24 (6) 561-565.

44.   Croll T., Johnson D. A coroa de aço inoxidável, a bainha soldada e a ansa de arame para a manutenção do espaço posterior. Odontopediatria 1980;2 (1) 56-58.

45.   Gegenheimer R. Donly K.: Sapato distal: um mantenedor económico para segundos molares primários. Odontopediatria; 1992 14 (4) 268-269.

46.   Hunter S.B.: Relato de caso - manutenção do espaço com o aparelho garcia-godoy J.CO. 1989; 23(8): 529-531.

47.   Moore T., Kennedy D.: Mantenedores de espaço bilaterais: Um estudo retrospetivo de 7 anos de prática privada. Abstr. Odontopediatria 2007; 29(6): 499-505.

48.   Yilmaz Y.et.al : Mantenedores de espaço fixos combinados com coroa de aço inoxidável de face aberta. Abst. .;. J Contemp Dent Pract. 2006 maio; 7(2)95-103

49.   Santos Vera, Almedio Marco, Melo H., Keith O : Mantenedores de espaço com colagem direta. J Clin Pediatr dent ; 1993: 17 (4) 221-225.

50.   Liegeois F., Limme M: Mantenedor de espaço de pontes com colagem modificada; J Clin. Pead. Dent 1999, 23 (4): 281- 284

51. Simsek Sera, Yilmaz Y., Gurbaz T. : Avaliação clínica de mantenedores de espaço fixos simples colados com resinas compostas de fluxo. J. Dent Child: 2004: 71: 2: 163-167.

52. Kargul Betul, Cagiar E., Kabalay V. Aparelho de contenção de espaço em resina composta reforçado com fibras de vidro: relatos de casos. J Dent Child, 2003; 70: 258-261.

53. Kargul Betul, Cagiar E., Kabalay V. Resina composta reforçada com fibras de vidro como mantenedores de espaço fixo em crianças: acompanhamento clínico de 12 meses: J Dent Child, 2005; 72(3): 109-112.

54. Kirzioglu Z., Erturk M.: Sucesso dos mantenedores de espaço em material de fibra reforçada. J Dent Child, 2004; 71(2): 58-62

55. Bayardo R.E. Mantenedor e recuperador do espaço anterior. J. Dent Child. 1986; Nov-Dez 452-455.

56. Chiara Baroni, Anna Franchini, Lia Rimondini Sobrevivência de diferentes tipos de mantenedores de espaço Pediatr Dent. 1994; 16(5): 360-361.

57. Qudeima J, Fayle S.A. A Longevidade dos mantenedores de espaço: Um estudo retrospetivo pediatr Dent. 1998; 20: 267-272.

58. Tulunoglu O., Ulusu T, Yasmin G.: Uma avaliação da sobrevivência dos mantenedores de espaço: um estudo de acompanhamento de seis anos. Absts.;. J Contemp Dent Pract. 2005 Feb; 6(1)74-84.

59. Dincer Mufide : Efeitos do mantenedor de espaço na largura e comprimento do arco intercanino. J. Clin Pediatr Dent. 1996; 21(1) : 47-50.

60. Barberia E. lucavechi T, Cardinas D, Maroto M: Mantenedores de espaço de extremidade livre: Desenho, Utilização e Vantagens. J.Clin Peadtr Dent 2006 31 (1) 5-8

61. Stewart: livro de texto de pedodontia 1972. página 341-348

62. Karacay S., Guven G. Basak F.: Tratamento da perda de espaço causada pelo segundo molar primário superior submerso. J Indian Soc Pedod Prev Dent 2007 março 36-38

63. Gianelly A.A et al : Distalização de molares com ímanes de repulsão. JCO. 1988; 22(1): 40-44.

64. Hilgers J. O aparelho Pendulum para a terapia de incumprimento da classe II. JCO 1992 Nov 706-714.

65. Lars Bondemark, Juri Kurol, Mats Bernhold. Ímanes de repulsão versus bobinas superelásticas de níquel-titânio no movimento distal simultâneo dos primeiros e segundos molares

superiores. Angel orthod. 1994; 64(3): 189-198.

66.   Ngan P., Alkire R., Fields H: Gestão de problemas de espaço nas dentições decídua e mista. JADA vol 130, 1999 Set. 1330- 1338.

67.   Directrizes - Directrizes para a gestão da dentição em desenvolvimento em Odontopediatria. Academia Americana de Odontopediatria: 50-52.

68.   Brothwell D J: Directrizes sobre a utilização de mantenedores de espaço após a perda prematura de dentes decíduos. Abstrs.J Can Dent Assoc.1997 Nov;63(10):753,757-60,764-6.

69.   Bravat: Livro de texto, Dentistry for Children Página- 399- 419.

70.   Gellin M., Spedding R.: Gestão do espaço necessário após uma terapia de canal sem sucesso de um segundo molar primário mandibular: relato de caso. Odontopediatria; 1990 12 (4) 256-259.

71.   Emma Laing, Paul Ashley, Farhad B. Naini ,Daljit S. Gill ,Space Maintanence .Revista Internacional de Odontopediatria 2009;19:155-162

72.   Choonara SA.Orthodontic Space Maintainence: uma revisão dos conceitos e métodos actuais.SADJ abril 2005 Vol 60 no3 113-117

73.

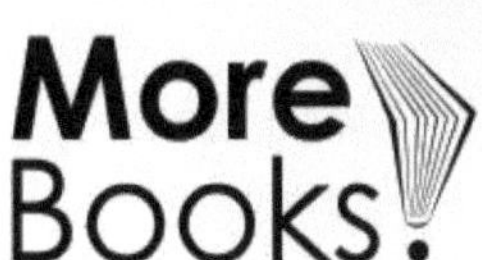

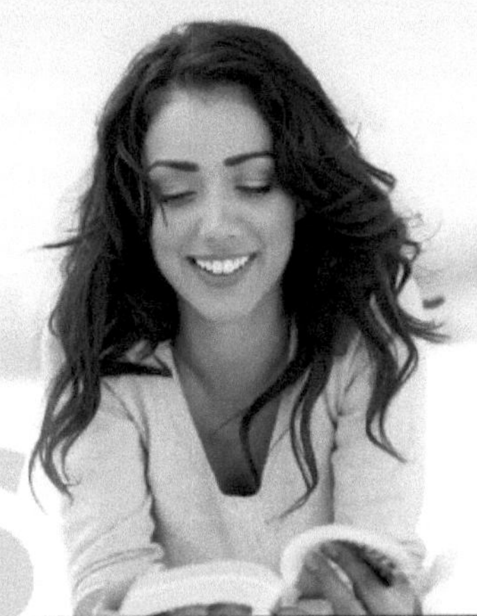

Buy your books fast and straightforward online - at one of world's fastest growing online book stores! Environmentally sound due to Print-on-Demand technologies.

Buy your books online at
www.morebooks.shop

Compre os seus livros mais rápido e diretamente na internet, em uma das livrarias on-line com o maior crescimento no mundo! Produção que protege o meio ambiente através das tecnologias de impressão sob demanda.

Compre os seus livros on-line em
www.morebooks.shop

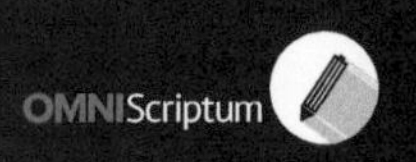

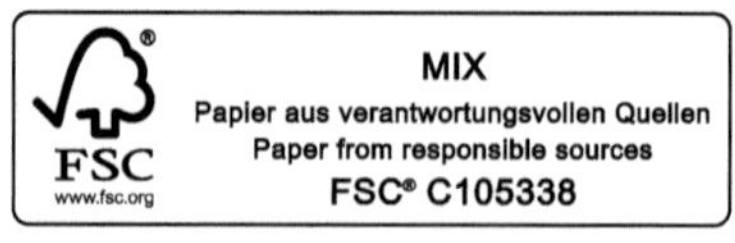

Printed by Books on Demand GmbH, Norderstedt / Germany